中医门径

刘 翔 编著 · 王子依 整理

全国百佳图书出版单位
中国中医药出版社
·北 京·

图书在版编目（CIP）数据

中医门径 / 刘翔编著；王子依整理 .—北京：中
国中医药出版社，2023.9
ISBN 978-7-5132-8195-9

Ⅰ.① 中…　Ⅱ.① 刘…　② 王…　Ⅲ.①中医医学基础
Ⅳ.① R22

中国国家版本馆 CIP 数据核字 (2023) 第 098121 号

中国中医药出版社出版

北京经济技术开发区科创十三街 31 号院二区 8 号楼
邮政编码　100176
传真　010 - 64405721
万卷书坊印刷（天津）有限公司印刷
各地新华书店经销

开本 880×1230　1/32　印张 10.25　字数 195 千字
2023 年 9 月第 1 版　2023 年 9 月第 1 次印刷
书号　ISBN 978 - 7 - 5132 - 8195 - 9

定价　49.00 元
网址　www.cptcm.com

服 务 热 线　010-64405510
购 书 热 线　010-89535836
维 权 打 假　010-64405753

微信服务号　zgzyycbs
微商城网址　https://kdt.im/LIdUGr
官 方 微 博　http://e.weibo.com/cptcm
天猫旗舰店网址　https://zgzyycbs.tmall.com

如有印装质量问题请与本社出版部联系（010-64405510）
版权专有　侵权必究

编写说明

非常高兴能和大家一起来学习中医，特别是看到这么多小朋友喜欢学中医，能一起来学中医，我心里特别高兴。国家现在也非常重视中医，中医是我们的国粹，马上要进入中小学课堂了，中医从娃娃抓起很有必要。

首先介绍一下中医基础这门课。我自己给它起了个名字，叫"中医门径"。因为中医博大精深，用十天半个月的时间完全掌握它是不太可能的，我们只是用最通俗科学的语言给大家指一个路径。虽然不能让大家完全掌握中医的所有内容，但是可以让大家有个拐杖，知道下一步可以往哪个方向去走，怎么去学习中医。我讲的这些内容大部分是30多年来自己总结的经验，是我自己学习经典悟出来的东西，可能对大家会有一定的借鉴作用。

有几点需要说明的。我自己办中医班也办了好多期，大家不要对中医望而生畏。我自己从来不要求同学们去死记硬背，包括《黄帝内经》《伤寒论》《金匮要略》，我都不让大家去背诵。我们从医理出发，主要是让大家明白它里面的逻辑和道理，把逻辑和道理给大家讲清楚。我的两个宗旨：一个是通俗，用大白话讲出来；第二个就是讲理，很多人认为中医是不讲理的，这是错误的，我们主要是把中医的理讲清楚。

中医很重视节气，为什么呢？我认为中医有两个很重要的方面。第一，你不能违背大趋势。什么是大趋势？自然界就是大趋势。我们同样治一个病，每个季节用方是不一样的，就是说你在开方、治疗的基础上，一定要顺应自然界的趋势，这是第一方面，一定要知道。第二，在大趋势的基础上，人体做一些小的调整。你开的药或者你的养生方式是对抗这个自然的，那肯定是错误的。

刘　翔

2023 年 5 月

目录

第一部分　能量（气火）的产生　/001

第1课　君　　火　/003

第2课　心肾相交　/016

第3课　心　/028

第4课　心的五行类比　/038

第5课　肾的功能　/051

第6课　肾的五行类比　/063

第7课　相火、三焦　/076

第8课　胆、相火的功能　/087

第9课　相火病的表现　/096

第10课　治疗相火病的药物　/108

第二部分　能量（气火）的运行　/119

第11课　六经——太阳　/121

第12课　六经——阳明、少阳相火　/130

第13课　六经——太阴　/141

第14课　六经——厥阴、少阴君火　/152

第三部分　能量（气火）运行的载体　　/161

第15课　认识肝脏　　/163

第16课　肝脏的六大功能　　/172

第17课　肝脏的病证　　/182

第18课　肝脏的五行类比　　/191

第19课　肺－十二辟卦　　/201

第20课　五运六气　　/216

第21课　肺的功能　　/222

第22课　肺的五行类比　　/232

第23课　圆运动的轴心脾胃　　/241

第24课　胃的功能和脾的五行类比　　/250

第四部分　中医思维方法　　/261

第25课　中医的特点和方法论　　/263

第26课　先天八卦　　/276

第27课　后天八卦　　/285

第28课　上古天真论（上）　　/293

第29课　上古天真论（下）　　/305

第一部分

能量（气火）的产生

第1课

君　火

现在，我们就开始学习中医基础这个课程。我们学习中医从哪里入手呢？无论你身体好还是不好，你的健康与否，取决于什么呢？人为什么会生病？

《黄帝内经》中有句话叫："正气存内，邪不可干。"出去跑步吹到风了，天气变化了，有的人感冒，有的人没感冒，什么原因？通俗讲就是能量。这个人能量足，他就不会生病，能量低下就会生病。

比如同样的节气，家里的老人就很容易感冒，什么原因？能量低了。在人体用什么来表示能量呢？中医的象都是从自然界或者社会来取象的，一个国家谁的权力最大？古代是皇帝，对不对？中医的能量很简单，用火来表示，火就是能量。

中医说的能量，在人身上由两个方面组成。一个是君火，代表皇帝。但只有君火还不行，除了皇帝，还要有个宰相，宰相的能量也很大，所以人身上有两种能量，一个皇帝（君），一个宰相（相）。用我们中医的学名来表示，一个是君火，一个是相火，这个学中医一定要知道。

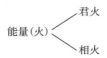

怎么去理解君火、相火呢？我们用几节课来讲述这个问题。

先讲君火——皇帝。任何中医的象都取象于自然，病象也好，健康的象也好，如果在自然界找不到象，你对它的认识就不深刻；如果能找出这个象，你的理解就比较深刻，也简单些。

自然界到春天以后，是不是万物生发？有没有想过这股能量是从哪里来的？为什么到春天以后，庄稼就自然往上长，花草都开始往上长，那肯定有能量在推动它，是什么能量呢？

从立春开始，也就是正月开始，春风拂面，万物生发，冰河解冻，一片生机勃勃的景象就开始慢慢发生了。我们只是看到这个象，但是没有去思考这个能量是哪里来的。从立春开始，自然界天地开始交合。天地交合，就会释放出来能量。自然界有这股能量以后，就会万物生发，能量是这么来的。

立春→天地交合→万物生

正月叫泰卦，你不了解《易经》或者了解得少，不要紧。上面是地，是坤卦，下面是乾卦，正好是地气下降，天气上升，天地交合，天地交合叫泰卦（图1-1）。那问题又来了，为什么天地交合就有能量呢？

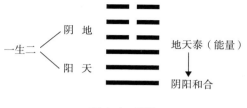

图1-1　泰卦

《道德经》开头就说：道生一，一生二，二生三，三生万物。由一生二，二是什么？二是阴阳。从自然界的象来说，阴阳就是天和地，就是开天辟地了，也就是说阴阳本来是一家，是后来分开了，分成互相对立的两面。

学中医有一个很重要的观点，我要给大家先强调一下，我们要追求的一定是"阴阳和合"的状态。任何事物，只要和合了，能量就是巨大的。为什么呢？因为和合后，便归于"一"的状态了，就是本来是一家的，它释放出两家来，和合就是归一。我会详细讲很多这种方面的问题，所以我认为说中医是阴阳平衡的，是不太究竟的，应该讲阴阳和合。

现在的问题，人的健康问题也好，社会问题也好，很多是阴阳不和合造成的，我们不应该把阴阳看成是对立的。如果把阴阳看成是和合的，它就会像天地交合一样，一和谐就有能量了。所以说，为什么讲和谐社会，为什么要讲和合，就是它要有能量。一讲平衡，就不太究竟，因为里面就有斗争在。其实我们中医不讲斗争，这个一定要知道。

我们春节写春联常说三羊开泰，其实这个"羊"就是"阳"，只是取个谐音，三阳开泰正好是三阴三阳，阴阳平衡，而且阳气有一股向上的生发之力，因此很有生命力。无论是人体健康，还是养生，或是调理疾病，都要让人达到这种地天泰的状态。这种状态是最健康的，也是最有生命力的。

我们喜欢说"安泰"，说风调雨顺，国泰民安，大家想想这个泰，什么状况才会泰？泰要有什么基础？泰的基础就是能量。国泰民安，一个国家没有能量，就是没有实力，能安泰吗？不可能的。一个人没有能量或能量很低下，也就是说体质很差，你能健康吗？不可能的。

所以说泰的基础就是要有能量，很好理解吧，可见中医不复杂，很简单。能量是基础，能量的基础就是阴阳和合，只要阴阳和合了，就是二归一了，也就有了巨大的能量。在自然界是地天泰，是正月，那在人身上，是不是一样的呢？人和自然界其实是一样的，在人身上代表阴阳的两个重要脏器，是哪两个呢？代表阳气的器官是心，代表阴的、水的器官，就是肾，所以要心肾相交。

说到这里，很多问题你都可以去思考，中医是一种内求理论，向内求解，不是往外求的。这些年物质发展了，生活改善了，我们逐渐由内求转为外求，现在越外求，病越多。虽然以前生活条件没那么好，但是人的疾病很少。

人体能量的主要来源就靠心肾相交。心是总统，是皇帝，心火要下潜到肾中去。肾里面是水，这个肾水，你可以想象一个锅，锅里有水，锅底下有火，火一加热这个锅，水就变成什么？变成气。气再化成什么？化成神。人的精、气、神就是这么来的，所以说一个人有没有生命力，有没有精气神，主要看心肾相交不相交。只要心肾相交，这个人就有精气神，就有生命力。这个神代表什么？代表生命力，也叫活力。（图1-2）

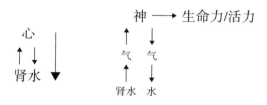

图1-2　心肾相交示意图

那问题又来了，很多人说，有些人，特别是现在的年轻人，天天晚上不睡觉，看他们照样有精神。这种精神好不好？不好！他们是靠什么？他们是靠这个火，熬夜火就没下去，火没下去，在上面支撑着他们。大家想这种状态能持久吗？不能持久。慢慢把这个火耗尽了，底下的肾水越来越寒了，这个人还会有活力吗？不会有活力。

所以那些整天熬夜的人，从中医角度看很可悲，时间长了肯定会生病的。因为人体这套系统是一个可持续、可循环的系统。心火下来以后是不会灭的，火把水蒸腾上去，蒸腾上去以后化成了神。我们下节课还要讲这个神，当你收敛心神时，它还会化气，气还会化水，是一个往复循环的过程。这个过程是一个长期的可循环过程，但你天天晚上不睡觉，靠心火支撑着，那是短暂的，不可持续的，不可长久的。你知道熬夜是什么状态吗？熬夜就是心肾不相交的状态。

所以，人体的能量来自心肾相交，而能量的主要来源是君火，因为它使心火下降。

水化气、气化神，再神化气、气化水的过程中，会不会让下面的水太多了？不会。中医说这个火在水下面，这种火是永远保存着的，在《易经》中叫"水火既济"。在《易经》先天八卦里讲，天地定位，山泽通气，雷风相搏，水火不相射，它无非就是讲和合，就是说它们本来是一体的，"水火不相射"是说水火本来是一家，不应该是相互对立的，所以说我们不要单从字面上去理解。为什么山泽通气？山和水怎么通气呢？其实你要理解它本身是一家，先天八卦就对应我们中医六经的三阴部分，也就是宇宙的本体，本来就是一家，只是一分为二了。

这就是人体能量的主要来源。后面还会讲到脾胃。为什么人吃得少，也会有精神？这用中医理论能讲得通，所以说学中医真是一个方便法门，你会了解很多东西。

我们开始讲君火。

自然界的干旱，是因为太阳老在上面照着，在人体就是心肾不相交。人体心肾不相交的情况特别多，大家想想能有几种状况？

1.心火独亢

上火就像总不下雨，太阳总在上面照着，心肾不相交的这种情形，在中医有个名词叫"心火独亢"。这种状态是不是很多？很多人总是上火，就是心火独亢。

从中医来说，真正上火的人是没有的。有时候你去看中医，医生会说，你有多大的火，就有多大的寒，为什么呢？医生说的那个寒，是你哪里寒？是肾水寒。你那个"火"只要没下到肾里去，你火出来一分，肾水就寒一分。

所以说，刚开始心肾不交，会出现一些上火的症状，比如说长口疮、咽喉痛、口干舌燥、烦躁失眠。大家想想，这种状况能持久吗？不可能持久的。我们说上火也得治，有没有办法治呢？可以给大家说个简单的方法。因为我是搞经方的，所以我说的都是些经方。

大黄、黄连这两种药，张仲景说用开水泡一下，滚开的水一泡，闷个两三分钟，然后喝一下就行。为什么泡？为什么不煮一煮呢？我们中医讲"取其气清"。上火了，火不是都在上焦吗，取其气清，就是把你上焦的火清清就行了。你一煮，它味儿就重了，味重就往下泻了，大黄本身就泻。所以你看中医，它是很严谨的，这个方子千万不要煮。

但是，我给大家说清楚，这个方子是不能常吃的，一个寒凉的药物一吃就吃上半个月，那是绝对不行的，最多吃两三天，就不要吃了。

学了中医以后要有这样的概念。你看看有没有寒凉的东西作为你的长期饮食，如果有的话，赶快改一下。因为我们中医认为人以阳气为本，所有寒凉的东西都不能长期食用。

这个季节（秋天，处暑节气以后），遇到咽喉痛、小孩鼻子容易出血，你都可以用这两味药，千万记住用开水一泡就喝。如果嫌味道不好，可以放点冰糖在里面让小孩去喝。鼻出血能好、口舌生疮也能治，很简单。

心肾不相交的最初阶段，就是心火独亢，也就是说这个火不往下走了，心与小肠相表里，如果是这个季节（秋季），也容易出现小便刺痛。一夜不睡觉后出现尿痛，上面这个方子就不能用了，用什么？用竹叶。煮点竹叶水，竹叶是清热利小便的，一喝小便就好了，这个季节很容易出现这种症状。所以秋天我们特别不提倡熬夜，因为秋天本身该降，如果心火不降很伤身。

2.阴虚火旺（干烧）

太阳在上面照时间久了会怎么样？上面的还很热，但把河边的水晒少了，这就是阴虚火旺。特别是秋天，我们选这个季节开课，就很对应这个情况。现在阴虚火旺的人就特别多，经过一个夏天的消耗，到了秋天，本身就阴虚，如果这时候你工作忙，再不睡觉，会怎么样？

阴虚火旺，当然需要看医生，有一个方子你们可以知道一下，叫黄连阿胶汤，是这个季节用得最多的。黄连是清火的，阿胶是滋阴的，方子里面还有黄芩、白芍。睡不好怎么办？你就吃黄连阿胶汤。一般来说这个季节睡不好，常用黄连阿胶汤。昨天有个病人跟我说："我最近太忙了，天天加班，半夜回家，想赶快睡一会儿，但就是睡不着，到四五点钟睡一会儿就该起床了，怎么办？"我给他开的黄连阿胶汤。今天早上他跟我说："昨天吃完药，晚上好好睡了四五个小时，以前连一两个小时都睡不到。"所以大家不要认为中药慢，我们学中医还要改变一个观点，中药不会慢。

3.上热下寒

心肾不相交还会有什么情况？上面太阳很大，火不下去，那底下的水就怎么着？下面水很冷，也就是上热下寒。中医都很通俗。

上热下寒这种情况太多了。女同志，特别是年轻的女孩子来看病，她来看什么呢？她说："医生啊，我老上火。"问她怎么知道自己上火的？她说："你看我满脸长痘，上火了。"再问她的生活习惯，熬夜、整天吃冰的、爱喝冷饮，把脉一摸她的手，冰凉的。再问她，说从腰以下都像冰一样，再一问每个月月经一来，痛不欲生。这种情况太多了，就是上热下寒。可以说现在年轻人当中这种情况是很多见的，都是生活习惯造成的病。

学了中医，你就会知道人人自医的重要性。现在有"人人皆医、自主健康"的观点，我非常赞同。什么叫人人皆医？就是你自己才是你自己的医生，没有人能够治你的病。

我们整天说医生是看不好病的，特别是在一些大病的治疗理念上，一个人病了老想着去外求，老想着依靠哪个"神医"、哪个秘方，其实是救不了的。

你想，佛陀还有四不治呢，其中就有因果改不了，业力不可改，说得多清楚，没有一点宗教成分，也没有一点虚假的东西在里面，说得都很现实。改不了，改的都是你自己，靠你自己，是不是？

所以上热下寒的情况，虽然一般需要医生开方子，但最终还是你要自己改变生活习惯。你如果每天还是照样熬夜，天天喝冰的，天天耗神，谁都救不了你。

几个年轻人跟我学中医，我说："你们看，以后看病的人只会越来越多，为什么？你就看门口这个冷饮店，天天都排长队，病怎么会少呢？只会越来越多。"中医就喜欢看象、观象。社会也是象，自然也是象，你从这些象里面就能看出来以后会是什么样子，现在是一个什么状态。

4.阴阳两虚

这种不可持续的状态，如果时间久了会怎样？你这个心脏的能量能无限地去释放吗？它能像太阳一样吗？不可能的。肾水那么寒，整天在消耗，而不用暖水去温它，会怎样？最后会造成阴阳两虚。

最终的状态就是阴阳两虚，这种情况多不多？太多了。我们有一个方剂叫四逆汤，四逆汤里面有什么呢？有附子、干姜、甘草，就这三味药。以前《伤寒论》讲经方，这个方子是干什么的呢？属于中医的急救药。现在在临床上，它作为我们的保健用药，用得很普遍了，就是说现在阴阳两虚的人太多了。

如果只是成年人或老年人这种情况还好说，关键是现在我们几乎每天都看到有小孩是这种阴阳两虚的状况。那是怎么造成的呢？生活习惯、饮食……这几十年有一个很重大的变化，知道是什么吗？空调、冰箱、电视……

我接触的很多学传统文化的病人后来都成了朋友，现在他们就很排斥这些东西，家里的电视、冰箱、空调全部清除。这样做好不好呢？我想起码对身体是有很大益处的。

比如，大人带小孩到一个商场去，小孩本身就容易出汗，在外面出一身汗，进到商场里去，一阵冷气过来，这时他可能没有感冒症状，但不代表没有寒邪进入体内，这是普通人察觉不到的。

中医不是用西医的标准来判断你感冒没感冒的。倪海厦老师说很多癌症他都是用治感冒的方法去治的，什么原因？就是身体里的寒邪，你虽然没有看到，但它却在你的体内存留下来，你可能只是感觉到今天有点不太舒服，比如脖子不舒服。刚才上课前一个人打电话来说："我今天早上起来怎么忽然后背痛呢？"我说："只有两个因素，或者你有心脏病，或者你昨天出汗受寒了。"他说："那有可能是昨天跑步后就吹风扇，很可能就是出汗受风寒了。"

这种情况我们中医叫虚邪贼风，它肯定留存在你体内，如果长期这样积累，不把它排出来，这种寒邪在你体内会造成很多伤害，你看都看不见。

中医认为它会从一个气化层面发展到一个有形的层面。在气化层面，我们是看不到的，但是中医可以判断，可以给你治疗，我们中医主要在这个层面上治疗。到了有形层面，比如说长肿瘤了，血脂高、血压高了，那是有形层面，西医可以给你检查出来。医生会说，你这个人怎么长东西了，你这人怎么血压高了、怎么血脂高了呀！

这是一个从量变到质变的过程，从这个维度来看，是不是我们中医更先进一些？我们是在气化的无形层面就给你治疗，而西医是到了有形层面才给你治疗。如果所有的检查都很正常，西医会说你没病。

现在我们用四逆汤给小孩治病的时候太多了。其中还有一个因素就是病人从小大量使用抗生素、激素，用的时间久了，小孩身体就变得非常虚寒，我们就用四逆汤去给他治疗。特别是一些小孩，比如说长期腹泻、患过敏性鼻炎、长期湿疹，家长就很焦虑，总是给他用抗生素、激素。你可以看看周围的人，从小就开始用抗生素的，大多体质不太好。现在，家长都有些觉醒了，都不太愿意用抗生素了，都想采取中医的一些方法去治疗。但是生活习惯不改变，父母的思想认识不改变，你怎么去改善孩子的体质呢？

所以，我们讲君火如果不下行，就会出现这四种状况，是不是很通俗易懂。

第 **2** 课

心肾相交

上节课我们从能量开始，从自然界比象的方法来认识人体的能量。上节课讲的君火主要是心肾相交，应该比较好理解。

关于阴阳平衡，再多说几句。阴阳本来是一家，道生一，一生二，二生三，二就是阴阳，天地阴阳，它们本来是一家，如果按它本来的趋势，它们就是要和合在一起的。一般的书上都是讲阴阳平衡，但我个人认为这样讲是不太全面的。为什么这么讲呢？讲平衡就要有不平衡，不平衡就要有斗争，而阴阳是不应该斗争的。阴阳应该是和合的，它本来应该是归一的。无论学什么，学道也好，学中医也好，你要明白阴阳为二，二要合二为一的。只要合二为一，它就健康，就有能量，就像一个家庭一样，家庭和合，这个家庭就有能量。同样，一个国家和合了，这个国家就稳定。人也同样，身体只要阴阳和合了，你这个人就会健康无病，能量级别就高。

能量级别取决于你心肾相交的程度，心肾相交越多，你的能量越大，心肾相交越少，你的能量肯定越少。

那人体怎样才能心肾相交呢？中医和传统文化是一脉相

承的，我们中医讲医易同源，所以中医认为人本身就应该是心肾相交的，它自己自带这样一种机制。自带的这种机制叫什么呢？叫"心藏神"！也就是说，你只要把"心藏神"做好了，自然会心肾相交。最关键的是我们现在都没做到藏神，神是四散的、浮越的。

举个例子，有些人看着好像很有能量，其实他们的神都是散的。这些学了中医以后，你才能看出来。为什么我们说一些高僧大德、一些有修为的人才是一个高能量体。如果你没学中医，看见那些天天不睡觉的人，你会相信他们说的："你看我能量多大呀！我天天不休息照样有精力去工作呀！"其实他们的能量已经大量流失了。那是一种心肾不交的状态，是一种虚火浮越的状态，也就是心神驰越。心神驰越，不可长久。

所以中医特别注重这个神。一个病人来了以后，我们中医首先要望闻问切，第一就是望神。人和人交往也是这样，你见到一个人以后，你的第一感觉可能没表达出来，但是这个人到底有没有能量、健康与否，其实你内心已经有感觉了。这种感觉从何而来？从"神"而来。当你见到一个人目光呆滞、两眼无神，说明他的身体很虚。再看另一个人，神采奕奕、两目炯炯有神，是不是这个人的能量就很高啊？

中医的神，包括两方面。一个是人的思维意识活动，就是你脑子想的，这个是狭义的神。另一种，是指所有的生命活动，就像刚才讲的，所有生命活动的外在表现都叫神，中医一般指的都是这种广义的神。

中医认为，神越藏越好，因为你越藏神，它越能够完成你的生命活动，提升你的生命能量，那么它有什么意义呢？

1.精气神互相转化

神→气→精（水）

藏神可以使神化气，气再生精（也叫水），这是一个可持续循环的过程。收敛心神，神就能在体内化气化精化水，形成这样一个过程，生命就可持续、可循环。

2.收敛心神

金（收）→水

我们讲神是心神，你收敛心神以后，从五行来讲，就会产生金生水这个过程。五行就是木火土金水，秋天主收敛，属金，收敛心神以后，精气就会化为肾水。

中医讲节气养生。因为夏天是属于散发的，所以夏天熬夜损害相对小一点，到秋天可千万别熬夜，因为秋天熬夜会导致金不收敛、不降，所以秋天熬夜是最伤肾精的！你看熬夜的人大部分都是什么样的体型？大部分熬夜的人都是干瘦干瘦的，那是因为肾精损伤了，所以秋天不能熬夜。如果这个人胖胖的，那是有痰湿。

心藏神有这两个意思，一个是指精气神互相转化，这是一个可循环的过程。另外，从五行来讲，就是一个收敛心神，然后让金生水的过程。因此秋天千万别熬夜，熬夜是很伤肾精的！

所以中医特别注重藏神，来了一个病人先望神，这个病人的治疗效果好不好，你可以观察，只要这个人神志是安定的，这个人的病就容易好。为什么？他的神安定，自身的能量就会提升。凡是那种神不安定的，治疗效果肯定不会好的。为什么？我们给他开汤药，这边在给他输入能量，他那个神不定就等于能量在漏，所以说神不定就等于是你这个人在漏，就像一个水桶底下有个窟窿。

这个漏谁来止？只能自己去止。比如说，我们有一个病人，是一个公司老总，他拿着三个手机，一会儿这个手机响，一会儿那个手机响，他就是在漏，你说他能好吗？我们会建议他休息放松几天，他说："不行啊，公司离不开我呀，我得挣钱呀，我得养家糊口啊！"这些理由，当然我们医生也不能多说什么，中医也是讲缘，你说多了，反而会引起别人的反感。有机缘的，他愿意听，我们就会多说几句，告诉他去休假。如果对所有病人都千篇一律这么说，就会有一些人讨厌你，说："你这是什么医生，我们找你来是开药方的，你给我讲这些迷信干什么？"所以这个主要还是取决于患者自己。

你们可以观察周围的人，凡是神安定的，什么事都能放下的，他吃药的效果都很好，或者不吃药，他自己也能好，因为他的能量始终保持着，或者增加着。凡是那种神不安定的，吃药效果也不好。

这也就是现在为什么修禅的、打坐的、学佛的人很多，其实都是在神这个地方下功夫。我们不要把这些当成迷信，不管你是在学佛还是进行其他修行，都是为了增加能量，能量高就不会轻易生病。举个简单例子，你出差到外地，要坐两个小时飞机。有修为的人，这两个小时脑子不想事情，只在那儿闭目养神，下飞机以后会怎么样？会很有精神。但是如果你心里一直装着事，想了两个小时，下飞机时就会疲惫不堪。为什么？耗神啊，这点很好理解。

所以中医做得越久，越感觉很无奈，因为我们改变不了人，我们只能是给他开个药方而已。都说人自由自在，但是现在的人是更加自由自在了，还是不如以前自由自在了？肯定是不如以前了。如果现在让你去休假，你肯定做不到，你放不下。自由是指身体，自在指的是心。《心经》上讲"观自在菩萨"，是哪里自在了？心自在了。你的心不自在，那就是苦啊！所以从这点看，中医和传统文化都是一致的，并不是迷信。

现在的人追求的是什么？拼命去挣钱，最后再拿钱去治病。这是一种什么状态？现在的人很少静下心来去想一想，你要做什么，你的终极目标到底是什么。

孔子说，70岁时是"从心所欲，不逾矩"，就是你到70岁时还要那么多规矩干什么，应该随心所欲了，心很自在了，我们得追求这种状态。所以我们得思考一下，这辈子追求的是什么？自由自在才能达到身心空想的状态。

佛家、儒家讲的都是一样的。《大学》里说："知止而后有定，定而后能静，静而后能安，安而后能虑，虑而后能得"，这句话讲的是什么？讲的就是神。所以我说学中医和传统文化是一致的。我跟一个学生说："你跟我学习，下一步必须要背诵'四书''五经'，可以说中医的治疗都在里面了。"

"知止"是什么意思呢？我们现在的社会，各种诱惑太多了，所以要懂得舍弃，哪些是你需要的，哪些是你不需要的，哪些是对你身心有帮助的，这样你的神才会安定下来，你的心才会定下来。孔子说"吾十有五而志于学"，就是这时候他就知道止了，我不该要的就不要了，我这辈子就要立志致力于学问的学习。知止会让心神安定下来，什么功名利禄，我都不要了。

上面这些都是在神上下功夫。一个人在神上下功夫，就是你舍弃以后，该放下的放下，神定下来以后，心也就安定了，有一句话叫"静能生慧"，你的智慧就产生了。台湾的圣严法师有一个栏目叫"静思语"，这个题目就很好，就是说在心神不安定的情况下，你说的话都是胡言乱语。越学传统文化，就越有敬畏心，人在自然面前是非常渺小的，我们要在神上下功夫。

《道德经》上的一句话，"虚其心，实其腹，弱其志，强其骨"，也是讲神的，和《易经》其实是相通的。

"虚其心"，是离中虚的状态。离中虚，也就是佛教讲的心中无一物。收敛心神以后，神由心所主，心属火，火性是炎上的，就像你点了火，火苗是往上的，你让火往下去太难了。神很安定也就是收敛心神，然后就是虚其心，这个虚其心可不是谦虚，就是心中空无一物，也就是说当你心神收敛以后，你的心火下行了，再虚其心。（图1-3）

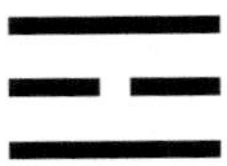

离中虚
图1-3 离卦

"实其腹"是什么？就是坎中满，就是说坎水当中要有阳气，也就是我们说的心肾相交。心肾相交以后，肾水就有阳气，水就有活力，这个人才会有生命力。所以一个讲的是离卦，一个讲的是坎卦。（图1-4）

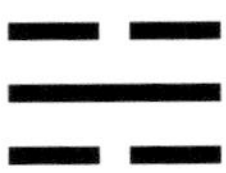

坎中满
图1-4 坎卦

"弱其志"是什么意思？就是减少思虑，"志"就是思虑。"弱其志，强其骨"，如果不学中医，这句话我觉得不太好解释。我看了好多解释都不太满意，你这个人思维少，和你的骨头强健有什么关系？思虑少了，心肾相交了，就是坎中满了，肾是干什么的？肾主骨生髓，通于脑。很多家长焦虑来看中医："医生啊，你能不能让我小孩长高一点？"我的天呐，小孩天天做作业到夜里12点，周末还得上六七个培训班，我想即便开仙丹吃，孩子也不会长高。为什么？心肾不交啊！其实这句话主要讲的就是心肾相交。你只要心肾相交，能量足了，肾功能就正常了，就会长高了，就这么简单，都是在神上下功夫。

你看那些年龄大的，特别是当爷爷奶奶的，操完儿子的心，再操孙子的心，天天愁得睡不着觉，照顾这个，还想着外地的，还有各种亲戚。一来看病，我问他："你缺钙吧？"几乎都回答："缺钙。"我问他："你骨质疏松吧？"几乎都回答："有骨质疏松。"你问他容易骨折吗？几乎都回答："非常容易。"

中医其实是很好落地的，你们可以观察周围的人，特别是老年人，缺钙的，都是那种焦虑的，想得太多的，操心多的，是不是？有体会吗？所以说，得多研究传统文化，古人都说得很清楚了。前几天和一个学佛的朋友聊天，他说："刘医生啊，我有一个疑问，我也知道吃素好，但是我怕吃素没有营养，我吃了以后会不会缺钙呀？"吃素到底会不会造成缺钙呢？你吃素的同时，如果心肾不交，那你缺钙更厉害，如果你心肾相交，那你吃不吃都不会缺的，明白了吧？

所以我就给他总结，补钙有三种方法，第一就是吃钙片，就是补。第二种，就是健脾，这是中医的方法。中医认为脾是化生五味的，人体是很神奇的，这都是内求的观点，就是你不管吃什么，脾都能给你化成五味出来，这是《黄帝内经》上说的，你得好好体会中医说的话。这个五味包括什么呢？就是指现在所有的营养物质。

所以从这个观点来说，你缺什么营养，你去补了，但关键是你补了以后能不能转化成你所需要的那些东西，在没在你体内形成有效的物质。这关键看你脾的强弱，如果脾强，你吃的钙就容易被吸收转化，如果脾胃很弱，它就转化不成。西医关注的是指标，你缺这个我就给你补这个，你缺多少我给你补多少。但是中医关注的是什么？关注的是你的脾能不能吸收。

所以说在临床上看到的病，大部分是吃出来的病。我们曾经见过一家人吃营养品，连续吃了5年。最后这一家人全部得了癌症。这是我们见过的真实例子，其中2个人我们治疗后已经好很多了，用中药治了一年。后来我告诉他们，千万不要再加营养了，因为你补的营养没吸收，就都形成垃圾了。这是补钙的第二种。

第三种，补钙的最高层次是什么？最高层次的补钙就是心肾相交。好理解吧。中医都是很通俗的，没有一点玄妙的东西，只是我们没理解，所以说要好好理解古人说的话，你看老子在两千多年前就说了弱志强骨，只是我们没有去认真解读，没有去理解。

后面我们讲到脾胃的时候，还会讲中医认为饮食是怎么转化的，会更详细地讲，让大家更多了解，你到底该吃什么，到底吃不吃，你自己去衡量一下。

　　传统文化和中医讲的都是一个道理，你打坐也好，打禅七也好，现在静心班也有很多，用中医的理论来看，其实都是收敛心神的，收神达到心肾相交，然后提升你的能量。不要想得很玄妙，你去参加静心班有没有好处，确实有好处，就像加油站一样，只不过人家没有用中医理论来阐述。

　　说到提升能量，再举一个好多年前我们亲身经历的一个例子。病人是深圳的一名软件工程师，找我看病的时候大概四十八九岁。他老板跟我学中医，他得了肝癌，第一次做手术好了，因为肝是唯一能够切除再生的器官。结果不到一年半的时间，他又复发了，而且转移了，转移后他就问医生怎么办，西医的治疗思路就是还得再切，说切完以后估计还能再活3个月。你想一个人如果做完手术还能活3个月，就没有什么治疗的意义了。他回来就跟他老板说这个事情，他老板人很善良，就说死马当成活马医，看看中医吧。

　　他找我看病的时候有黄疸、腹水、发低烧、吃不下饭，给他开了一周的中药，说了几点，因为这个人是高级知识分子，很好沟通。哪几点呢？我说中药一天吃一剂，每天静心打坐，至少1个小时，他说没问题。我又说晚饭不吃，完全吃素食，他说也没问题。他都到那个程度了，很听话，完全吃素。他吃中药，并按医生说的做，状态越来越好，3个月以后，就像正常人一样了。

他老板也学佛，在参加一个内观的禅修，就是打坐静心，离我们深圳最近的是在厦门，老板对他说："你去内观，去打坐去吧。"一开始最短一期就半个月，后来他去上瘾了，有时候最多在那儿待几个月。结果他再回来，完全像换了一个人，跑步、单双杠什么的都可以，感觉比正常人的身体都好。他家也不回了，就在深圳住个小屋，天天没事吃个中药，自己吃个素食，去内观打坐，就这样过了3年。

我们相处时间长了就成朋友了，有一次在一起聊天，他说："我都3年没回家了，回家看看去吧。"他家是苏州的，我们当时有预感，觉得回家不好，因为他的家族很大。他大概是几年前的春节以后回家的，他家的亲戚朋友特别多，也都很关注他。他在家待了3个月，大概是5月，深圳天刚热，他回来了。我一看就不行了，他眼睛也黄了，人一走路就气喘，再吃中药效果都不好了，到了当年7月就去世了，比医生预计的多活了3年多。

通过这个病例大家能看出什么？心肾相交的重要性。是不是大家也听过这样的病例，有些人一查出病来就什么都不管了，把房子一卖，出去旅游去了，结果旅游一年以后回来一查，什么病都没有了。不必把这当成很神奇的事情，学了中医以后你就全都明白了。自己才是自己的医生，别人谁也救不了你，你也谁都救不了，我们学中医就像得到一个拐杖一样，最后还是靠自己。所以中医都是很重视神的重要性，临床上这种例子也不止一个，凡是神安定的，都比较好治。

即使你不学中医，就是看历史、看电视剧，也能看出来，我们古人有多智慧。举几个例子，曾国藩有一本书叫《冰鉴》，里面有一个重点，他相人相什么？就看这个人定不定。学了中医就会知道，只要这个人定，他就有能量。反过来看，那种比较毛躁的人，其实时刻在消耗能量，曾国藩不要这种人。

电视剧《甄嬛传》看过没有？刚开始甄嬛入宫的时候，妃子站成一排，皇后弄一只猫一扔，其他妃子都吓得大叫，很害怕，但甄嬛连动都不动。从中医角度来解读，是不是神比较定的更有能量？最后也证明了她确实有能量，笑到最后的就是她。

所以古人的观点也是，看这个人有没有能量，就是看这个人定不定。凡是安定的，都是一些高能量体，特别是那些泰山崩于前而色不变的人，那样的人都是能量比较高的。

是不是感到中医很通俗，很有意思呢？能量的来源，就是心肾相交，就这么简单，没有什么特别的地方。

第**3**课

心

我们上节课从能量讲起，还是中医的一个"内求观"，不是向外求的，人体有自身的能量，这种能量是通过"心肾相交"的形式来完成的。讲完心肾相交，又讲心藏神，就是说人体有一个自主系统，自身就能够达成心肾相交，只是由于人有自主意识，所以说心肾不交的人越来越多，是不是？这还是神的作用，神没有守住。

下面我们用中医的思维讲心和肾，心和肾这两个脏器很重要。

先讲心，先看《黄帝内经》上是怎么说的。"心者，君主之官，神明出焉"，它是什么意思呢？我的看法是学习古文就要咬文嚼字，在每一个字上都要下功夫。君主是不是好理解？我们之前讲心是皇帝，权力是最大的，能量是最大的。对一个国家来说，古时候皇帝权力最大，他要做一个明君。

这个明君的"明"是什么意思？这个明，其实有好多种解释。其中一个就是指智慧、明了，有没有智慧就是指对一件事情明白不明白。我觉得在经典上有一句话说得很好，就是《大学》开篇的"在明明德"，什么意思？这两个"明"包含两层意思，第一个"明"，就是你要明白，要有智慧，要明了。第二个"明"，关键是"明德"这两个字。"明德"是什么意思？道是无的，你看不见的，但是我们怎么去认识道呢？古代的学问，都是在道的层面，不是在术的层面，就是说它虽然是无的，但是它生了"一"，这个"一"就是德。道是无形无相的，你没办法去认识它，但是道生成了"一"以后，它反映出了德的光芒，你就能够看得到，是不是？所以第二个"明"就是光明的意思，也就是德所发出的光亮、光明，你能够看得到，你能够明白，或者说你能够了解，你要去掌握，这就是"在明明德"，说白了，这句话也就是悟道的意思。所以说"在明明德"就包含两层意思，一个是智慧，一个是光明，通过德所发出的光芒来认识道。

　　说到这个就多说两句，我看好多同学在学古文化，这些开悟的圣人是没有区别的，所有的认识都是一样的，没有什么儒释道之分。你说佛陀开悟和孔子开悟一样吗？其实是一样的。我只是谈我的理解，供你们去参考。你看"大学之道，在明明德"，下句话是什么？是"在亲民"。亲民是干什么？就是你开悟以后，要去普度众生，自度度人。明白这些后，你就不能跑到深山里去一坐，当阿罗汉去了，是不是啊？你要度众生，要亲民。所以你看佛陀讲的和孔子讲的儒家思想，是不是都是一样的？然后是"止于至善"，在佛教里有一个西方极乐世界，在孔子的思想里有个大同世界，这是他们的终极目标，止于至善。

所以这两个"明"就包括这两个意思。那么一个明君要明白什么样的智慧？你看学中医和学这些都是一样的，天道有个什么规律？在上者亲下，你当皇帝，你要去亲民，不能高高在上，用现在的话说，你不要脱离群众，不要像晋惠帝，老百姓都吃不上饭了，还说"何不食肉糜"。所以天道的规律就是在上的要亲下，你看这个规律和我们中医多相似啊，其实这说的就是心肾相交。

有同学问我，心是火，怎么和水去相交？因为天道的规律就是这样。每年到立春时候，需要做什么工作让天下来和地去相交吗？不需要，在上的亲下，在下的亲上，这是规律，这是天道。所以说在人身上，心肾就是相交的，但是为什么心肾不交的人越来越多呢？心神太散了，人有主观意识，想得太多了。

你们学《上古天真论》，都知道古时候人很质朴，也没那么多想法，有电视机是20世纪80年代，以前没电视机的时候，人干什么去啊？天天晚上吃完饭，天一黑就睡了，脑子哪里想那么多。

要成为明君，就要有智慧。光有智慧行不行？你做一个明君，还要什么？要有强大的力量。用我们中医的话来说，就是阳气要足。你看历史上朝代的灭亡，第一是皇帝不智慧，脱离群众；第二就是皇帝太懦弱，特别是那些当宰相、当大臣的，一看这个皇帝还不如他呢，不如赶快取而代之算了。太懦弱、没能力，用中医的话说就是阳气不足。

中医的思维认为心有病，是什么有病？大家可以想想，现在心脏病有多少种？谁能统计出来？是不是统计不出来？但是你说我们中医智慧不智慧？我们中医认为心脏病就有两种，一种是心肾不交，我们之前讲的心肾不交有四种情况，还记得不记得？我们回顾一下，是心火独亢、阴虚火旺、上热下寒，还有阴阳两虚。

所以说第一种情况就是没有智慧，这个心脏病就是心肾不交。你看看现在，社会虽然很发达，有钱了，但是有智慧没智慧啊？许多人越来越没智慧了，他们都不知道去挣钱、去工作是为了什么，整天心神驰越，神不安定。所以我说现在是一个让人觉醒的时代，你看现在的人学传统文化的、静心打坐的越来越多了。

第一种心肾不交，第二种是什么呢？心是阳气之府，人体所有的阳气都储存在心里面，所以它既叫阳气之府，也叫清净之府，道家就叫清净之府，也就是说，它这个阳气受不了一点阴邪的侵袭，"心为清净君，丝毫不染尘"。所以第二种情况，就是说心是阳气之府、清净之府，受到一点浊阴的侵犯，都会出现心脏疾病，这就是我们中医的认识。今天主要讲这个，就是浊阴是怎么侵犯心脏的，我们中医是怎么认识的。

心脏是怎么让浊阴侵袭的呢？一个是外，任何事情都有外因和内因，外因都有什么？外邪。外邪都有什么邪？风寒暑湿燥火，但主要影响心脏的是什么？心脏为阳气之府，凡是阴邪，都容易侵犯心脏，所以说寒和湿是比较容易侵犯心脏的，风邪也容易。

举个例子，有的老年人，夏天在地里干活儿，出一身汗，进了一个超市，空调很冷，一进去冷气一吹，突然心绞痛犯了，为什么呢？心脏猛地受到寒邪、风邪的侵袭，猛地一收缩，就发生心脏病了。

是不是湿邪也容易诱发心脏病啊？南方湿气比较重，在很潮湿的季节，到很潮湿的地方去，湿邪侵犯心脏，也会造成心脏的突然收缩，这很好理解吧。

那内在的因素呢？关键是内在的因素，这点是中医的认识，就是哪个脏腑对心脏侵害最大。是脾和胃，没想到吧？我就给大家解释一下，为什么是脾和胃。

现在去医院检查，是不是常会查出血脂高、胆固醇高、血液比较黏稠、血压高，然后说什么冠状动脉硬化、哪条血管都堵住了，这是什么原因？这是说你血液里的垃圾太多了，那这个垃圾是怎么来的呢？是脾没搞好，脾是主运化的。

昨天我们还在和大家聊这个事情，我说现在很多病都是吃出来的，不管吃的是什么东西，只要它没运化，就会生成垃圾，我们中医叫痰湿，痰湿很大一部分会储存在你的血管内。所以在上中医课的时候，我经常说，所有血管里的问题、血液的问题，都是脾出了问题。这句话得记下来。当然，我们中医也要借助西医的一些检查，你们要去西医院一检查，血脂高、胆固醇高，特别是尿酸高、痛风等，西医也知道，痛风是吃出来的病，你们要管住嘴。在我们中医看来都是脾出问题了，我们中医会用健脾的方法，让你的脾胃强健起来。

我们有很多这方面的例证。举个例子，有一味中成药，附子理中丸。当然秋天这个季节不太适合吃，每到夏至的时候，我会给大家推荐，从夏至的时候吃附子理中丸，这个药就是温阳健脾的药。一般人认为温阳健脾药是治什么的？治脾胃的。如果肚子痛、腹泻了，吃点附子理中丸就好了，这药特别适合夏天吃。这是第一层的认识，短期内确实是很有效的，很多同学可能吃过。最关键就是，它既然是温阳健脾的，经过一段时间，脾胃运化好以后，它能把血液里的垃圾清除掉，这一点是一般人没有认识到的，如果不学中医是认识不到它有清理垃圾作用的。

有好多脾胃弱的人，因血压高、心脏病来看病，我们通过辨证，发现他脾胃差，就让他长期吃附子理中丸。这个药要长期吃，短期不可以，不像感冒发烧，你吃两三天药就行。我们见过很多患者，长期吃附子理中丸，血压降下来了，同时心脏病也改善了。明白这个道理了吗？就是说去健脾，附子理中丸是代表方。这也并不是说所有人都要吃附子理中丸，我们说它是代表方，是温阳健脾的。

一般怎么证明你体内有没有垃圾、寒湿呢？你们要是愿意试试可以去吃，这个药特别适合夏天吃。好多人吃了这个药以后就开始拉肚子，我可以跟你讲，你只要吃附子理中丸拉肚子，肯定就是对症的。为什么？因为这个药是很温热、温燥的，你要是吃了拉肚，就证明你体内寒气太重、寒湿太重，它在给你排出来。但是如果吃了以后便秘，那你就不要吃了。

　　脾出了问题运化不了，血液里的垃圾越来越多，对心脏造成侵犯。血液里垃圾越来越多，是不是就把血管堵了，把心脏的通道堵了，是不是就发生冠心病了？所以说中医是很讲道理的。那和胃有什么关系呢？和胃的关系就更紧密了。这种反映在脾还慢一些，在胃就比较快了。每年都有这样的报道，是不是？今年也有，一个篮球运动员打完比赛以后很热，喝了好几瓶冰饮，喝完以后突然猝死了，为什么？

　　胃是主降的，吃了这些冰的、寒的东西，胃气就不降，就往上冲，上冲就会压迫你的心脏，让你的心脏收缩，剧烈收缩，我们中医叫胸痹，中医有个病叫胸痹心痛，然后这个人就突然心绞痛。所以说我们中医就是这种认识，这些情况都是临床经常见到的，你们也都经常看到，是不是？你想家里的老年人，是不是到一定年龄得冠心病的比较多。这种情况下我们会劝他注意饮食。现在有很多错误观点，儿女孝顺父母，总想让他多吃点，吃好的，是不是？我以前也是这种理念，一回家赶快去饭店给父母点一桌好吃的。我现在不这样了，我再三跟他们说"你可要少吃点，最好是吃素，晚上只喝点粥就行了"，现在他们也听了。

我们中医讲的寒凉，一个是温度上，再一个是性质上。很多人都是看表象，看温度上的，有人说我反正没吃冰淇淋，没喝冰饮料，但是他们往往忽视了性质上的。性质上的是什么？我们中医认为大部分的水果、牛奶、海鲜等，都是寒性的。大闸蟹是很寒的，把它蒸熟了，吃时还要用姜去除一下寒性。我们见过很多吃大闸蟹就拉肚子、过敏、犯心脏病的，所以大家最要重视什么，你要关注在性质上是寒凉的。

怎么判断寒热性质？很好理解。中医一个是看它生长的环境，水里的就是寒性的；再一个你看它的体能，跑得越快，阳气越盛，如果是在地上跑的，那都是热性了，天上飞的就更热，它都能飞上天了，它就更热，阳气足嘛。

学了中医以后你要知道，不要认为补了100克蛋白质，它就到你身里了，很可能这100克蛋白质90%变成了垃圾。中医考虑你的脾胃强壮不强壮，你完全吸收了没有。

所以一个是心肾不交，一个是浊阴侵犯，我们分析了在外面的，有外邪，在内的，有脾胃的垃圾，这个都理解了吧。

其实我觉得中医是介于形而上和形而下之间的一种科学，所以说，往上，它能够到形而上的东西；在下，也能够到形而下的东西，气的东西。所以你推而广之，心脏为阳气之府，它不能得到浊阴的侵犯。我们刚才讲的都是有形的，不管是寒邪呀，吃冰的东西呀，都是有形的，那么推而广之，无形的可不可以？无形的肯定也可以，那就是不良情绪。也就是说这个人，长期有这种负面情绪，就像现代人说的负能量，脑子里长期有一种坏想法，有一种不好的意念，会不会得心脏病？肯定会嘛，脑子里整天想一些不好的想法，时间一长，什么心悸、心痛、心慌就出来了。

我不知道你们有没有看过王凤仪讲病，他认为所有的病都是情志病，都是性没改变，都是心理作用。不良情绪是属于阴的，我们也见过很多人总是有一些坏的想法，总是消极的，不是很阳光，是不是？心脏在情志当中是属喜的，所以人要经常保持脑子里多些正面的东西，不要有一些不良的东西。

日本有个江本胜博士，写了一本《水知道答案》，我觉得他的贡献非常大。他研究指出，一个人在不良情绪里，人体的水结构就发生改变了。就是一个植物，你经常赞美它，它会开得越来越好，你整天去诅咒他，它就长不好，《水知道答案》是不是和这个说的意思是一样的？

我们中医特别重视情志、重视心理，要让人保持良好的心理。我觉得中国传统文化真是博大精深，孔子说："诗三百（也就是《诗经》），一言以蔽之，曰'思无邪'。"就是别有邪念，别有不好的想法。从孔子的这句话，我又想到了佛陀有一句话叫"善护念"，每个人都要看护好自己念头。

其实可以说无形的东西是影响人一生的。我可以这么讲，很多你看得见摸得着的东西，都是次要的，最主要是一些无形的东西。

我们经常会碰到这种说教或是名言，比如说一个人总是高兴，总是笑，他的命运不会差的，这种人也不容易生病，所以说"爱笑的人命运好"，是不是？如果经常有一些不良的情绪，抱怨呀，仇恨呀，是不是这个人早晚会生病，真是这样子。

这下能明白了吧？心脏为阳气之府，它容不下一点浊阴的侵犯，就像刚开始我写的两句话"心是清净君，丝毫不染尘"，小到影响你的健康，大到影响你的命运。

你看我们中医是不是很简单？现在西医所说的心脏病不知道有多少种，我觉得要有上千种，以后还会有很多，科学越发展，发现心脏病的种类越多。我们中医就用这两种病概括了，所有的心脏病都逃不出这两个概念，都逃不出这两个范畴，中医是一种整体观、整体认识。

第4课

心的五行类比

上节课给大家介绍心脏，就是我们这种用中医思维对心脏的认识，当然，这些是一己之见，就是给大家分享，仅供大家参考。我们中医认识心脏，是从张仲景的《伤寒论》和《金匮要略》中体悟出来的。现在的中医教材也不这样编，心脏病也分为好多类型。

这里就举两个例子。比如，有些老年人说平时预防心脏病用什么呢？三七、西洋参，这个方子好不好？说实话这个方子不错。既然好，那张仲景为什么不弄这些方子呢，因为张仲景都是站在道的层面去认识问题。活血化瘀的方子有用没用？其实是有用的，一般人吃都会有点用，特别是老年人气虚兼有瘀血的，吃是可以的。

再举个例子。我去帮别人面试，来面试的人，有博士生也有硕士生。你问他是搞什么的，说是搞心脏病研究的。研究什么课题？活血化瘀法对冠心病的治疗。咱也不能评价，我这个人有两个原则，不评价、不争论。但是我脑子里有个印象，就是和我上大学时的教学思路还是完全一样的。这些思路好不好？这不能评价，起码和经典思路是不一样的。我接着问他："你搞的冠心病研究实践过没有？"他说："有啊，我奶奶就是冠心病，经常给她喝这个血府逐瘀汤，也是活血化瘀的方剂。"我说："有效没效啊？"他说："有效，但是老犯。"

你用这些活血化瘀的方法，包括现在西医也用活血化瘀的方法，对不对？咱别否定人家是有效的，中医用活血化瘀也是有效的，这也不能否定，但是这和医圣站的维度不一样。比如说急救，吃个硝酸甘油就好了，咱们肯定不能排斥这个方法，但是我们讲的是整体的中医思维是怎么认识心脏病的。

你给家里老人弄点西洋参吃，让他预防心脏疾病也可以，我们不排斥的。气虚血瘀的一般比例是3:1，西洋参用量大一点，三七用量小一点，因为三七比较燥热，西洋参稍微有点凉。这个处方还是不错的，正好能制约燥性，但是要是胃不太好，就不建议常吃，因为三七对胃还是有刺激的。

我们中医认识问题，都是用一个方法论，叫取象类比的方法。这个类比，主要是用五行类比，五行类比就是通过对五行的认识，心对应着火，又对应南方，又对应夏天，通过了解这些，你的印象会更深刻。所以我们这节课，就讲心脏的五行类比，这是中医方法论。

1.五行：火

心脏在五行属火，火的性质是什么样的呢？火性炎上，你看那个火苗，肯定是往上走的，所以说你想让火下行，心肾相交，不就是违背它的本性吗？这是比较难的。中医的很多方法是逆性为补的。所以释万行师父写了一本书，叫《降伏其心》，是说你要想让心静下来，太难了。因为火的本性是往上散发，就想往上走，你想要脑子静下来，你让它不想东西，那就是心中无一物，这是很难的。这就是火性本是炎上的。

2.卦象：乾、离

在卦象，心对应的是什么呢？一个是乾卦。乾是什么？天行健，君子自强不息。这个心脏就像天道运行一样，时刻不能停息，自强不息。心脏停两分钟行不行？别说两分钟，停一会儿，人就不行了，所以说不能停的，要自强不息，取它自强不息的意思。

还有一个卦象取象于什么呢？取象于离卦。离就是光明，所以心脏要有阳气，要有光明，就是对应我们说的这个"明"。我们上节课对这个"明"解释过了，要有智慧，要有能量，光有智慧没能量也不行，光有能量没智慧也不行，这就是"明"的意思，对应的就是离卦。

3.五色：红

在五色，心对应的是红色。红色不就是火的颜色吗？是往上走的。你看到红色和看到黑色的感受是不是不一样？要是这个人总穿红色的衣服，他肯定就是很外向、热情奔放。这个人总是穿一些深颜色的衣服，他就比较内敛一些，比较沉稳一些。这跟心脏主散发是有关的。而且中医认为，中药里面颜色是红色的，大部分都是入心经的。举几个例子，藏红花、红花，都是红颜色的，都是入心经的，都能活血化瘀。还有一个比较典型的朱砂（现在药店不让卖朱砂），朱砂是镇静安神的，也入心经，比如说受过惊吓，晚上睡不着觉，以前小孩夜啼，哭闹不安，家人就买点朱砂，用黄纸包一包，让孩子枕在枕头底下。

红色的药物，一般都入心经。你学中医，如果掌握了方法也是很简单的，比如学中药，你就这样去学，比你一味一味中药去死记硬背肯定要好得多。

4.五季：夏

在五季对应的是什么？好多同学可能会问，不是四季吗？怎么出来五季了？从我们中医对季节的认识上来说，它分五季，春、夏、长夏、秋、冬，正好对应木火土金水，是对应五行的。

春 夏 长夏 秋 冬
木 火 土 金 水

春是木，夏是火，长夏是土，秋是金，冬是水，正好是相生的关系。长夏就是夏天的最后一个月，就是比较潮湿的阶段，三伏天，湿气比较重，属长夏，属土。

《黄帝内经》上说，夏天万物蕃秀，各种植物都开花了，很茂盛，也就是符合心脏的散发特性的。但是这里也有问题，要是阳气弱的人，有心脏病的人，反而在夏天容易犯心脏病。

有一个经方叫炙甘草汤，我给学生上金匮课的时候说过，炙甘草汤就是治心脏病阴阳两虚的一个方子。在《金匮要略》当中就说了，说你吃这个方子，如果是心脏病重的人，有一句话是"百日死"。

对这种经典，我提出了一个观点，首先你对古人要信，如果你对古人都怀疑，那你肯定思考不出来东西。我就想，他当时为什么说百日死呢？因为一个夏天是90天，然后到秋天入伏，再加一伏是十天，正好100天。也就是说，心脏很虚弱的人，在这100天是很容易病情加重或死亡的。很多医家都说古人说的是一个大约数。绝对不是这样，古时候连纸都没有，他说的每一个字，可以说都是很精准的，就看你信不信。你要信了古人，你就按照这种思路去想，他为什么这么说，包括时间。

所以说心脏病病人在夏天本身就很散发了，有些人还非要去夏练三伏，去跑步，这不适合嘛，你想想这个道理对不对？你懂得了这些常识，就不会再违背自然去做这些事情了。

"春夏养阳，秋冬养阴"。很多人说反正春夏时候阳气盛，就好好地养阳气，我一听就有点想笑。这句话关键在哪个字？

"养"。什么样的人要养？或什么样的事物要养？只有弱小的要养，是不是？说养老，是老年人体弱了，行动不便了，要养。本身春夏就阳气盛大，你还要去养它吗？所以你把这个字理解了就会明白了。

这里有个问题就来了，就是春夏是阳气生发和散发的，这里就有《易经》的观点了，越是盛大的东西越容易失去。所以春夏养阳的意思就是说，这个时候要防止阳气丧失殆尽，它本身就在那儿散发着，你要往里收一收。所以你不能说春夏阳气很旺，我再去补阳气，不是这个意思。古文就是要咬文嚼字，要仔细去思考。这里包含《易经》观点，越是盛大的东西离灭亡越不远了，这也是《道德经》上的观点，高下相倾，它是一个哲学观点。

所以夏天不要过于运动，有一句话怎么说，就是你在形体上要对抗环境，在神上要顺应自然。我总结成两句话：

调神以顺天之阴阳

理形以御地之寒暑

你在神上要顺阴阳的变化，一年四季的变化，春生、夏长、秋收、冬藏，要顺应它的阴阳。但是你在形体上，要对抗环境。很多人说不是冬藏吗？那冬天我就藏起来，我在家像猫一样3个月不出门，行不行？肯定不行，不用说3个月，在家待上1个月，你一出门马上感冒。你在形体上一定要对抗环境，所有的生物都是这样，不然的话，就没有生存的能力。

5.五味：苦

在五味上，心对应什么？苦。苦能泻火坚阴。我们都知道夏天炒个苦瓜是不是？泻心火。好不好呢？吃一点是好的。中医认为苦有一个什么作用呢？泻火坚阴。坚阴就是让你的肾精不流失，通过泻心火，让你上面火不旺，它就能有坚阴的作用，如果太阳总在上面照着，肾精就会流失，所以你看古人也很智慧的。

孟子说要吃苦，"天将降大任于斯人也，必先苦其心志"。所以说学中医，你要去思考，为什么佛陀和古代的圣贤都让人去吃苦？佛陀也说，"以戒为师，以苦为师"，难道说这个吃苦有什么好处吗？用我们中医的观点来说，就是所有的吃苦都能保肾经，都能提升你的能量，肾就是能量。你修行也好，提升你自己也好，无非就是你能量的提升。

举个例子，比如越王勾践，有一个词叫卧薪尝胆。卧薪是什么？是让你身体上去受苦。尝胆是什么？那真的就是要你吃苦。最后他卧薪尝胆，复国成功了。卧薪尝胆这个因和他复国有没有必然联系呢？肯定有必然性的。换个方式，你把卧薪改成天天住着豪宅，尝胆改成天天喝酒吃肉，你想他可能复国吗？

古代圣贤和佛陀都让你吃苦，说白了是让你提升能量。你要想做成大事就要有能量。你想成就一番大事业，没有能量，怎么去做？怎么才能够有这种能量呢？靠你吃苦，你吃苦以后，从中医角度说，苦坚阴，吃了苦你的肾经就充足了，中医是不是有道理？能量提升了以后，你做事就容易了，你有多大能量，你就能做大的事，是不是？你的能量低了以后，你不仅容易生病，各种困难障碍也多了。

你要善于思考，你看这个人怎么一生当中做事很顺利，什么都能取得成功，他肯定能量足。你要多和能量高的人去接触，你也会受到感染。整天和那些低能量的人在一起，整天花天酒地、抽烟喝酒，那还有什么能量啊？不会有了，道理很简单。

从这个角度上说，小孩吃点苦是有益的。讲到这个，就想到我们古代的教育，古代的时候是不管去哪儿学习的。我们看电视里演的，去找师父拜师学道，三年，师父什么都不教。让你干什么？挑水砍柴。学了三年以后，看你能不能坚持住。这三年是干什么的？化性。中医和古代圣贤认为你只要化了性，干什么都能干成，你如果不化性，学什么都学不好。三年很多人坚持不住，下山跑了，说："我又不是来吃苦的，我是来学本事的"，最后就剩下一两个人了。

6.五志：喜

在五志（五种情志），心对应什么呢？喜。所以任何事都有两面性，你看这个人，如果他阳气充足，每天都笑呵呵的。你看这个人整天愁眉苦脸，他肯定是阳气不足。

我们提出一个观点：能量决定情绪。夏天散发，阳气充足，人总是笑呵呵的，感觉心情很好。秋天属悲，阳气下降，阳气减少了，秋天就该悲了。到冬天阳气更少了，冬天该恐了，所以冬天抑郁症、焦虑症的病人就更多了。这是不是很有道理？这个能量是什么？就是阳气。能量决定了一个人的情绪。心阳充足的人，整天乐呵呵的。你看佛家修什么？修欢喜心，说白了就是让你能量增加的，你能量增加到一定程度，想不笑都难，天天想笑。一个人如果身体不好、阳气不充足，你想让他笑是很难的，这个人在生病时你让他天天去笑，他笑不出来，因为阳气不足。

任何事物都有两面性。喜是你的能量决定的，是能量的反映。但是天天很高兴、天天笑，好不好？喜过了就涣散了，太过涣散会消耗你的阳气。你太喜了以后，把阳气都涣散掉了，就违背中道了。节假日老年人犯心脏病的多，什么原因？太高兴了。家人一聚会，哈哈一笑，突然犯病了，是不是？老年人打麻将，摸一张牌，一看，"哎哟，我和了"，然后就摔桌子底下去了，这是犯心脏病了。本身年龄大了，阳气就弱了，他太高兴，阳气突然丢失，一丢失就犯心脏病了。

还有一个例子，《儒林外史》中的范进中举。范进考了很多年举人，很大年纪时突然考上了，乐极生悲，就疯了。后来有人想办法说找个他害怕的人吓吓他，就找来他老丈人胡屠户，他老丈人打了他一巴掌，他的病就好了。这是什么原理？大喜属于心火散发太过了，用肾水来克火，也就是恐胜喜，这就是中医的情志疗法。如果这个人太高兴了，你吓唬他一下，肯定见效。

在古书中中医用情志治病的例子是非常多的，中医是非常重视情志、重视心理的。

《红楼梦》的作者曹雪芹，我说他肯定是个中医大家，不是个一般的医生。《红楼梦》里边有好多中医方子，给小姐们开方子，他就说不能用"虎狼之药"，像麻黄什么的，这些药都不用。为什么？他说这都是千金之躯，不受攻伐。所以说古代的人很全面，一个士大夫对中医各方面都很了解，是个全才。孔子说"君子不器"，器就是一个固定的形状，你要做个君子，做个士大夫什么的，就得是个全才，你不能有一个固定的形状。古代时，你让一个人出去带兵打仗去，可不可以啊？可以。你让他去编写历史书记，可不可以啊？可以。这些都可以。所以说古代的人比现代人真是强多了，他们都是全才。孔子那时候就说"君子不器"，你不能让自己是一个固定的形状。但现在，你是搞工科的，你就搞工科，你是搞计算机的，就搞计算机，这样是不是就固定形状了？

7.五常：礼

五常是仁义礼智信，心对应什么？对应礼。其实引用中医理解这些都很好，很有意思。夏天对应心，这个礼是什么意思呢？孔子说"克己复礼"，说白了就是让人要有所收敛。

从我们中医来理解，春夏秋冬，它是对应夏天，夏天是万物能量都在散发的时候，如果不收敛，就完成不了圆运动，也就是说你要制约这个夏天，让它完成下降，完成这个圆运动。你如果不制约，这个夏天持续散发，那就不可持续了。所以说用中医的观点来判定的话，礼就是懂得收敛低头。夏天是成熟的标志，所以说你判断一个人成熟不成熟，你看他懂不懂得收敛，懂不懂得低头。你长到七八十岁了，不懂得收敛，也不懂得低头，不克己的话，也是没成熟。所以你看孔子提的这种思想多好啊，当时他那个年代，社会很混乱，他就提出了"克己复礼"。

《道德经》上有句话"知常曰明，不知常，妄作凶"，这个"明"又出现了，是不是？"知常曰明"，就是你懂得了这些自然界规律，懂得了生长收藏，懂得了仁义礼智信，这个人就智慧明了。那"不知常，妄作凶"是什么？你不按照自然规律去做事，那肯定就有灾难了。所以礼就是收敛的意思，你判断一个人成不成熟，就看他知不知礼。从中医角度，你认识这些事情，就更加简单一些。

8.五方：南（图1-5）

在五方，心对应南方。南方属火，属散发。

古人很有智慧，他认为养生的地方在哪里呢？从八卦来看，适合养生的地方一个是四季分明，再一个就是万物生长茂盛，只要是万物都生长茂盛的，肯定也适合人生存。那就两个地方，一个是中原，四季分明，还有一个天府之国四川，是万物生长最茂盛的地方，所以这两个地方是适合人生长、适合人养老的。

在深圳，很多四川病号说："刘医生啊，我带小孩回四川，我吃什么都没事，也不上火，也不生病，待几个月也没事，回深圳一吃火锅，马上生病了。"很多女孩子也说："我在四川，天天吃火锅，脸上不长痘，一到深圳来吃个火锅、吃个麻辣烫，

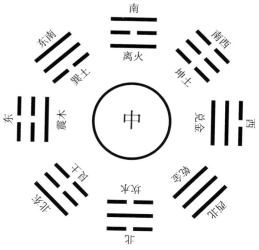

图1-5　八卦的对应方位

脸上马上长痘，什么原因？"

四川是坤，坤这个地方是真正的湿气重，但深圳这个地方是以火为主的，是火生的湿，它不是本性是湿，真正的湿是利大于弊的，它适合万物生存生长。我们所说的湿气，在南方这个湿是与火夹杂在一起的，很不好，就容易生病。四川是真的湿，我去过四川几次，看四川人皮肤都很好，一个是长得很白，再一个就是细腻，这些跟坤土有关系。

9.生理联系

最后就是心开窍于舌，与小肠相表里。我们说舌为心之苗，通过观察舌，可以看到人心脏的状况。这个季节你如果上火，就容易小便痛，赤涩疼痛。可以用点竹叶，竹叶就是清心火的，清热利尿。

这样整个讲完，大家对心脏的理解是不是更深一点。

第5课

肾的功能

心脏的部分讲完了，不过要特别强调，我们说的这个心，可不是西医那个肉体的心脏，我们中医讲的心是形而上的。

我们就拿皇帝来比喻，有两个特点。第一个是位置最高，天道的规律就是在上要亲下，这个就是中医里面讲的"心肾相交"。第二个特点，从功能上来讲，它权力最大。心是阳气之府，清净之府，它里面充满了阳气，所以就不能受到浊阴的侵袭。

所以你看古人多智慧，从西医角度看，心脏病分那么多种类，但是从中医角度，总结心脏病就这两大类：心肾不交，浊阴侵袭。我们已经通过五行类比的方式，用火、南方、夏天等五行的取象帮助大家更好地理解。

我们讲心肾相交，接下来就讲肾的部分。我们讲的内容都是从《黄帝内经》上来的，我们先看《黄帝内经》是怎么说的，"肾者，作强之官，伎巧出焉"。

"作强之官"，从字面就比较好理解，强力劳作，很辛苦。《黄帝内经》上一般是用官名来形容脏腑，古代有没有这个作强官呢？我查了半天，没有作强官这个官名，但是有一个和它相近的，叫"引强官"。引强官是干什么的呢？是古代造弓箭的，和"作强之官"的意思有点相近，就是强力劳作的意思，这个官职很辛苦，我们也可以想象肾脏很辛苦。

"伎巧出焉"，从人体来看，肾是能量的总仓库，所有的能量都储存在肾里，而且在人体的五脏当中，肾的位置最低。它位置最低，又要把能量输送到五脏当中去。比如说放一个东西，是往下面放容易些，还是往上面放容易些？肯定是向下容易，所以肾要从最低的地方把能量输送到五脏当中去，是不是很辛苦？

除了辛苦，它还需要技巧，"伎"通"技"。为什么需要技巧？就是哪一脏需要的能量多，我就要多给你一点，哪一脏需要的少，我就要少给你一点。所以你看《上古天真论》说女子三七、男子三八的时候，肾气平均。肾会根据你的所需，把能量输送到五脏当中去。五脏都藏肾之精，肾的能量主要是输送到五脏（心肝脾肺肾）当中，并不是输送到六腑。肾气平均，就是它要把能量输送到五脏，不光很辛苦，还要很有技巧。所以说"肾者，作强之官，伎巧出焉"。

关于肾，再加上一点内容更好理解，《道德经》中对水的形容是"上善若水"，水的特性，总共有十条，它和我们中医讲的肾有两点概念相通之处。

第一，水趋下而利万物。哪里低它到哪里去，且万物都离不开水的滋养，老子说这叫什么？叫智慧。所以圣人对智慧的看法和我们现在的人不一样，现在的人都认为要高高在上，要获取得多，这个人才聪明，是不是？那叫聪明，但是不叫智慧。你看这个智慧是不是同于"伎巧"，所以从这个意义上来讲，老子讲的这个"道"都是在最低微处，没有在高大上的地方，越是平凡的、越是不显眼的地方，越是有高人。

第二，老子还有一句话"和光同尘"，是同样的道理。

同理到肾，它的位置最低，但是全身的能量都要靠肾来输送，这是一种智慧，一种技巧，结合《道德经》看，就更加理解肾的这种含义。

所以说肾是人体的能量总仓库，能量以肾精的方式，储存在肾里。那肾有几个功能呢？

一、肾是先天之本

你可不要认为后天吃了多少营养液，吃了多少保健品就能补肾。古人已经说得很清楚了：肾是先天之本。还有一句话是"常先身生，是谓精"，你还没有物质身体，它就存在了，是谓精。肾精，理解成能量，这股能量，你身体还没有形成，它就已经存在了，它是先天的，不是后天的。

《道德经》上说："惚兮恍兮，其中有象；恍兮惚兮，其中有物；窈兮冥兮，其中有精。其精甚真，其中有信。"我们可以想象老子在打坐的状态，恍恍惚惚中，看到宇宙之间有一股能量。"其精甚真"说明精是确实存在的，就是在宇宙当中有一股能量，常人是看不到的，那同样在人身体当中也有这股能量。

从我们中医来讲，人身上的这种先天能量有几个来源呢？中医的认识是有三种：

1.宇宙给你的。就是老子看到的这种，这种能量是不生不灭的。

2.中医的说法叫七政。七政就是围绕地球的七颗星星，就是木火土金水，再加上太阳、月亮，就是和地球最密切的七个星球。这个就相当于是决定你一生命运的，影响很大。

3.父母。人体最小的一股能量，才是父母给的，也就是说，父母给你提供一个"房子"，提供你一个身体，让你这辈子去居住。

所以这么一看人体能量，你后天吃什么能补？

肾是先天之本，我们中医其实对这个早有认识。古代有一本书叫《尚书》，它认为五行的排列，也就是宇宙发生的次序，是先有水，只有水还不行，第二个要有火，有水有火了，基本上就有生命了。现在的科学家用电去击水，然后就产生蛋白质了，有了蛋白质就有生命了。第三就是木，第四就是金，第五就是万物归土，这就是宇宙产生的次序。所以古代有个五行家叫邹衍，这个人很厉害，他无论去哪国都是贵宾待遇，《尚书·洪范》的五行学说就是他创立的。

《易经》里面卦的顺序，第一卦乾卦，第二卦坤卦，第三卦水雷屯，就是说有了天地之后，生命就产生了，雷在水下发生，说明生命产生了。古人早就认识到了，我们现在才去研究这些事情，古人的智慧是了不得的。

这就是我们说的，肾是先天之本，靠后天补能量是补不了的，只能维持生命的活动，这个能量，就像煤气罐一样，你开多大用多少，你可以自己掌握。我们所讲的养生是什么意思？就是肾精的这个煤气罐，阀门掌握在你手里，就看你开多大了，这就是养生。我总结的养生，就是你把你那个阀门关得尽量小，让煤气尽量少出一点，本来能用一个月，你用能用两个月，也就是说你本来能活70岁，阀门关小些能活到100岁，这就是养生。那怎么把这个阀门关小一点？主要在神，神就是你的阀门。

肾的第一个功能就是先天之本，是先身而生，在你身体没有之前，这股能量就已经存在了，它不是靠你后天去培植、去喂养的。所以现在很多人找中医有个误区，找中医说我肾虚补补肾，可不可以补呢？可以补的是五脏之肾，比如你吃六味地黄丸，但先天的肾精你是补不了的。

二、肾藏精

这个精可以理解成能量，这个能量是先天的。肾主藏精，藏精就像藏神一样，就像是一罐煤气，你尽量把阀门开小一点，不要让肾精丢失太多。

有哪些事情最损伤肾精呢？

中医有句话"神动则精摇"，只要神一动就耗精。所以从古至今，都讲要去藏神，让你的神不散乱。《黄帝内经》上第一篇叫《上古天真论》，"上古天真"是什么意思？就是说那时候的人"恬淡虚无，真气从之，精神内守，病安从来"，那时候人比较质朴，思想比较单纯，就是神保护得好。

在现实当中，你可以体会一下。如果有个工程或项目非常耗神，你天天晚上睡不着觉，耗个十天半月以后，你会感觉身体被掏空了，人很累很累，这种累是吃什么东西都补不回来的，要过非常长的时间，才会有一点改善。

所以"精"和气血有什么关系呢？一般体力劳动耗的是气血，比如工人在工地干活儿干了一天，很累了，晚上炖个鸡汤一喝，然后睡上一大觉，第二天就妥妥地恢复了。但是如果你要耗神了，喝三碗、喝三天鸡汤也不行，补不回来。

古人很智慧，古代有很多养生家，最著名的晋代的竹林七贤，嵇康、阮籍、山涛、向秀、刘伶、王戎及阮咸七人，要论这七个人的才能，当宰相都绰绰有余，可是皇帝召唤，他们就是不去，刀架在脖子上也不去，这才真叫智慧。所以说古人和今天的人不一样，这就是变化。

学了中医很多人的人生观会改变。之前听我课的学生，最开始在外面干营销，学中医之后一看，"哎哟，那我可不能再去拿命换钱，然后再用钱去换命，不能再这样了，给老板提出来，我得换岗位，换一个不耗神的岗位"。他知道现在挣再多的钱，都是拿肾精换的，肾精是再多的钱都买不回来的。所以我说还是打工好，老板伤的都是精，那些出苦力的伤的都是气血，其实也很公平，因为你老板挣的钱也多。

据传，清代寒山寺有个高僧，是管做饭的，其实他早就得道了，还是默默无闻地做饭。其他人知道他是得道高僧，都希望他能去做住持，结果他说："不行，我可不干，我就给你们做饭"，无论别人说什么他都不干，可能他也是深谙中医养生之道的。

这个"精"有广义和狭义之分，我们说的"精"，是能量的总代称，还有一部分，是生殖之精。西医不太重视这个，从西医的角度看，"精"里面就含有蛋白质。但是我们中医是很重视精的，因为：第一，这个都是先天来的；第二，它和你的神都很有关系，所以这个精都不能损伤的，不能轻易耗散。

你看古代的书上有记载不少"脱精而亡"的例子，最典型的例子就是《红楼梦》里面的贾瑞，他迷恋王熙凤，最后脱精而亡。中医认为这是很严重的事情，为什么讲这个？因为牵扯到中学生，如果出现早泄、遗精、梦遗等情况，孩子本来学习好好的，结果成绩突然下降了，精神萎靡，两目无神，最关键的是他没有志向了。比如说他初一的时候说，"爸爸妈妈，我一定要考清华、北大"。有了上面的这些情况以后，再问他，你想考什么学校，他会说，"哎，什么都行"。

中医认为肾强志，说白了就是能量。当你能量足的时候才会有志向，你看毛主席写的诗，多么有气魄，"孩儿立志出乡关，学不成名誓不还"，多有志向，能量足嘛！

孩子如果有遗精、梦遗，失去的能量多了，就没有志向了，家长一定要注意青少年的这种情况，一定要教育孩子有正确的人生观，让他的肾精强大，他自然会有理想、有抱负。

从能量的角度来认识就容易理解刚才举的中学生的例子，家长带孩子来门诊找我们看病，我们一眼就能看出是什么问题。有些家长还不知道，然后我们让小孩出去，偷偷给家长说，"你多关注他一点，肯定有这方面的问题，或者是早恋，或者有手淫等"。为什么？因为一看就是明显呈现出能量低下的状态。

这就是肾藏精的含义。

三、肾主水

肾主水，也就是说你全身的水液代谢都是由肾掌管的，用一个象来表示就非常清楚了，就是坎卦（图1-6）。

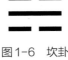

图1-6 坎卦

阴代表水，坎中阳，就是说要用阳气来统摄、管理水液的正常代谢。肾主水，最重要的一点就是肾中的阳气，也就是肾阳，只要坎中阳虚了，水液代谢就会发生障碍。

举几个简单例子。比如说夏天，用得最多的方剂叫真武汤，为什么夏天用得多？夏天吹空调多，人一受寒损伤坎中阳气了，水液代谢就出现障碍了，表现就是早上起来突然头晕了，晕得站不起来。用西医的话说，这个人可能得耳石症了，或是梅尼埃综合征。头晕想呕吐，那就是水液上冲，水液代谢发生障碍了。我们用温阳的方法，用真武汤，病人就好了。夏天这种例子就太多了，因为夏天到处都是冷气、都是空调。

当然水液上冲是一方面，还有其他的，因为这个水是到处乱窜的。例如，水液上冲到头，会头晕；冲进心脏，会心悸；冲到胃，想呕吐；冲到四肢，会颤抖发麻；然后在下会造成小便不利等。

第二方面的表现是身体浮肿。肾阳虚水肿有个特点，主要是表现为腰以下肿，下肢肿得比较严重一些，当然这不是绝对的，只是说一般规律是腰以下肿得比较严重。比如，老年人得了水肿病，大部分人是双下肢肿。

你看老祖宗的智慧很了不得，就通过一个卦象来表明问题，原因、治疗都说清楚了。原因是坎中阳虚了。怎么治疗？把坎中阳补足了以后，这个水自然就正常了，像我上面说的真武汤就是补坎中阳的。所以你看古代多简洁呀，我们啰嗦了这么半天，人家用这么一个简单的图像就完全都表达出来了，是不是很智慧？

因为人体当中约70%是水分，所以水液的代谢也可以说代表你整个生命的代谢过程。我们一般讲阳气都是讲肾阳，因为肾阳是阳气之根，所以说阳气是非常重要的，尤其对人体水液代谢来说是非常重要的，水液代谢如果没有阳气，就乱套了，就会到处乱窜。要是不学中医，你可能不会想到头晕是你的水液代谢障碍造成的，你也不可能想到你的呕吐是水液代谢引起的。

这种例子有很多，我举一个比较典型的，我的亲姐姐，在老家山东。今年山东非常热，她在家就天天吹风扇，她60多岁了，不喜欢开空调，怕冷，就吹风扇。她平时倒很注意，因为也被我灌输了一些中医思想。那天太热了，到了下午，她买了根冰棍吃，回家又吹风扇，没过俩小时，当天晚上就晕得起不来床了。晚上他儿子就拉她到医院去了，先是输液，然后血常规、心电图……全部查完以后，快到晚上十点了，给我打电话说检查都没事，但还是晕，就是起不来床，怎么弄？我说这明显就是受寒了，我给他开了一个方子，真武汤。我姐姐当天晚上十点多就回家了，在家躺着，也不能吃饭，吃什么都吐。第二天下午等到她儿子下班的时候，她对儿子说："你顺路给我拿剂中药来吧。"她晚上喝药的时候已经七点多了，我一看那么晚了，就想今天也别问她什么情况了。第二天早上我一打开手机，看她已经回信息了，说："这个中药真好，我喝完就能起床了"。

还有一个比较严重的，是一个小孩，他父母在我们当地生意做得很大，平时也没空管孩子，经常就是孩子需要什么，父母给钱，想吃什么就去外面买。那小孩肯定是什么好吃就吃什么，常年是冰可乐、面包。他得了什么病呢？他是十三岁那年来找我看的，头晕呕吐，最重要的是手颤抖。一开始是去我们当地的市立医院检查，说这小孩很可能是神经的问题，赶快转院，转到省立医院，省立医院查完说："你这个得住院，得抽脑脊液、抽骨髓，住院至少也得一两个月，把病因查清楚。"给我打电话的时候，他们是在医院门口，正在犹豫，家里人说一定得检查，13岁的小男孩，得那么重的病，一定得治。因为我跟他很熟，他说："我还是想去找你看"，我说："行，那你赶紧来吧"。他中午给我打电话，晚上就坐飞机到深圳了，我一看那小孩，哪有什么问题，就是整天吃冷食、吃垃圾食品造成的，但那小孩确实走路都不稳了，一走路就斜，吃饭筷子都拿不稳，手就在那儿颤抖，完全就是水液冲的问题，阳虚。

第二天下午我说："你们回去吧，回家拿中药吃去吧。"他家人本来极力反对，意思就是：省立医院专家你不相信，你跑这找中医看。我给他开的什么方子？苓桂术甘汤。吃了一周，这小孩完全好了，也不颤抖也不晕了，什么事儿都没有了。这个病就是自己造的病嘛，喝可乐、吃汉堡，病因不除也不行，所以我说医生是治不了病的，只能给你解除症状。

现在这种情况太多了，父母由于忙，只是给孩子钱，想买什么就买什么，小孩肯定没有健康理念，所以就经常出现生活方式造成的疾病。

肾的五行类比

上节课讲了肾，相信大家对肾已经有了初步的了解。我们讲心和肾两个脏器，不要从形而下去认识它，这是第一。第二就是大家都能明白，通俗，关键是让你们能感觉到中医确实是讲理的，里面都是有道理在的，不是乱讲。要是说哪个医生没给你讲清楚，只是说明有没理解的地方，不能说中医不讲理，中医是非常非常讲理的，通过我们的学习，希望大家能体会中医是非常讲逻辑，非常讲理的。

补充一点，神是最耗肾精的，那有没有其他途径也消耗肾精呢？也有，体力也能耗肾精，但是，它是需要非常剧烈或非常长期持久的体力劳动，先是把气血耗干，接着再去伤肾精，不能说我今天去爬个山，去干一天活儿，会伤到肾精，其实不会的，那伤的是气血。但是长期辛苦劳作，加班加点地工作会伤到肾精。

还要补充一点，很多同学对《易经》的卦象不太了解，后面有一部分内容是专门讲《易经》的，跟中医有关系，比较基础，会让你们了解和中医相关的部分。

下面我们再用五行类比的方法继续认识肾。

1.五行：水

肾的五行是属什么的？属水的。我们刚才说它也代表先天，也代表肾，也代表能量，也代表位置是最低的，所以你说学中医好学吗？也好学，水的位置是最低的，那么肾的位置也是最低的，是不是？

后面我们会学到河图，河图是叫天一生水。天一生水，那是术数的关系，所以宁波有个天一阁。古代什么都是取象，你看皇帝在哪里办公？乾清宫。为什么是乾清宫？这都是有道理的。天一阁，天一生水，它是藏书的地方，藏书的地方就怕走水，走水就失火，所以取这个名字来防火。

2.五方：北

五方中肾代表北方。北方有几个特点，一个是很寒冷，寒对应水也对应肾，所以肾最怕寒。我们讲肾是坎中阳，受寒就很容易伤肾。西医现在也发现有好多病，比如说儿童患肾炎，先是感冒，感冒没几天突然得肾炎了，什么原因？受寒了。还有输液输多了，也能直接伤害肾。

3.五色：黑

北方的土地都叫黑土地，不叫黄土地，土地也很肥沃，这就对应五色了，肾在五色中就是黑色。在我们中医里面，一般所有黑色的都是入肾的。举几个例子，黑芝麻、熟地黄，都是黑色的，黑色就代表入肾。

4.五味：咸

在五味，什么入肾？咸。这里就要谈到一个误区，我们说五味所入，中医说法很严谨，是说入这个地方去，但是很多人学习以后，说咸补肾，对不对？肯定不对嘛。咸味有什么作用呢？软坚作用，也就是说肾不是主封藏的么，那你把肾精都封藏起来，没点能量拿出来，你这个人怎么活？怎么有活力呀？"拿出"肾经靠什么？靠吃点咸味，把肾的封藏打开，也就是说，从里面取出一点能量来，让你有精神。从这个角度来说，咸味不仅不能补肾，过了还能伤肾。所以说吃盐太多了伤肾，可不是补肾，千万不要认为咸味是补肾的。

很多家庭主妇都有这种经验，从冰箱里拿出冻的东西化不开怎么办？放点盐。冬天有积雪了，就用车到路上去撒盐，第二天早上人们就能正常出行了。软坚就是这个意思。

说到这个五味所主，是很有意思的。

辛是入肺的，辛是发散的，肺是主降的。

甘（甜）入脾，脾是主升的，我们可以说甘是主缓的，它有降的作用，虽然不太强，但其实还是降的。

苦入心，苦是主降的，心是主升的。

咸是入肾的，肾是封藏的，咸的要把它软化开。

酸是入肝的，肝是主升的，酸是主收敛的。

↑辛——肺↓

↓甘——脾↑

↓苦——心↑

↑咸——肾↓

↓酸——肝↑

可以看出什么特点来吗？五味正好和相对应的五脏的性质是相反的。所以我们总结出来一句话：逆其性为补。这句话虽然是中医上的总结，但是我觉得其他地方也都适合，什么事情你都按照自己的性子来，肯定是不容易成功的。人很懒，回家就想睡觉，那你到外边跑步、干干活儿，这就有好处，对不对？特别是小朋友，千万记住，这就是逆其性为补，顺其性为泻。顺其性，说白了就等于是喂养你的习惯，让你坏的习惯越来越膨胀，最后这个习惯肯定会导致灾难。因为人的命运就是习惯决定的，你有什么样的习惯，可以说就有什么样的命运。你顺应它就等于是喂养它，你逆着它就等于改你的习惯。

5.五志：恐

五志中肾主什么？恐。你看心在最上面，现在是秋天到肺了，冬天就到肾了，越高处阳气越多越充足，人的情绪就越好。

我们之前总结过一句话，情绪是什么决定的呢？是能量，能量决定情绪。因为心脏是阳气储存的场所，阳气最多，所以心脏是主喜的。到肺时阳气下降了，阳气就少点了，阳气少，就悲伤，感觉到大势已去。到了肾就到冬天了，阳气就更少了，几乎没阳气了，非常寒冷，所以不光是悲，就产生恐惧了，感觉时刻都有危险在威胁着他，所以我们中医有句话叫恐伤肾，是有道理的。

你从人的情绪看他最近的情志是什么样的，可以看出他的阳气多少，能量高低，或是哪一个脏器有问题。经常恐惧，没有安全感的孩子，他的阳气肯定会少的，或者说他的肾不好。你来找医生看病，说想让小孩长高一点，那么你得先看你给孩子的压力大不大，看他有没有天天在熬夜做功课，要让他全然放松，无忧无虑，他就会长高。

再一个是恐则气下。抑郁恐惧，气是往下走的，中医讲怒则气上，你一生气，气是往上走的，这点要知道。我们民间有一种方法，有人总打嗝，打嗝气是往上的，你在后面吓他一下，他马上就不打了。恐则气下，让气往下就治好了，这个是中医的理论。

6.六气：寒

六气中肾对应的是寒气。寒是伤肾的，也容易伤骨，所以张仲景写本书叫《伤寒杂病论》。伤寒，其实不要理解得太复杂，人以阳气为本，张仲景认为寒邪伤人是最为严重的，它伤了肾中的阳气，伤了阳气，人体整个代谢就发生问题了，所以这本书叫《伤寒杂病论》。

寒邪伤人最为严重，这几十年病越来越多我觉得就有这个因素，也就是为什么扶阳派、经方派越来越时兴，对不对？完全是对的。但是任何事情，不能矫枉过正。就像有人开方，什么病都用四逆汤，这个特别是前几年最为严重。有一年我去北京，我们老家有人看病，说北京有个人很有名，是在网上找的。我带他去看病，因为我也干这个，就想看人家高手都是怎么开方的。这位大夫一上午开了十几个方子，出一个病方，我就去看开的是什么方子，一看全部都是三味药，附子、干姜、甘草，全部是四逆汤。

其实前几年就有这么一种感觉，很多人觉得学中医可找到一个捷径了，我只要扶阳，我只要用四逆汤，所有问题就都解决了。我们后面会讲《伤寒论》，你们就知道它能解决大部分问题，但是它解决的是君火问题，解决不了相火问题。我们第二部分要讲相火，相火问题，你越用四逆汤越会加重。现在大部分人都是重视君火，而对这个相火的认识不足，反而现在相火病占的比例非常大。

补充一点，心是对应火，火分出两个来，一个暑一个火，所以就分成六气了，风寒暑湿燥火，不是五气。暑，字意来说是蒸的意思，有暑就会有湿在里面，就不单纯是火了，它有暑湿、暑热了。所以这个暑不是伤寒解决的问题，后世温病派主要是解决这个问题的，《伤寒论》没说这个问题，所以说不要排斥任何一家，他们都有互相补充的地方。

7.五常：智

五常中，肾就是对应智。五常是仁义礼智信，我们可以画个圆，仁义处于圆中心的左右两侧，礼在圆的最上方，智则处于圆的最下方位置，信在圆的中心（图1-7）。

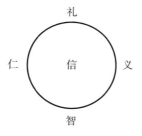

图1-7　仁义礼智信示意图

五常从圆运动来说是这样对应的。所以说这个智，我认为《道德经》是阐述得最清楚的，处在低微处的，但是又能对万物都有益、都有利的，这叫智慧，和我们现在的认识刚好相反。通过讲解五脏，我们可以从中医的观点认识五常，儒家是入世的学问，你要了解五常，不了解五常，就没法入世，也就是说你没法做人。

《道德经》上也讲"知常曰明，不知常，妄作凶"。"常"是什么意思？就是规律，就是道，就是道在自然当中的体现。你知道"常"，你就是智慧的；你不知"常"，你所有的行为都是妄作的，"妄"是虚妄的意思。"妄作凶"可能是疾病的发生，也可能是灾难的发生。

从道德角度来看，人生病就是警示你违背规律了。其实有很多病，你不用药也是完全可以治愈的。不知道大家有没有看过王凤仪老先生讲病，还有刘善人讲病，刘善人是王凤仪的徒弟，他讲病完全不用药，现在也有一本书叫《非药而愈》，根本不用药物治疗。现在越来越提倡绿色疗法，不用药物去进行治疗。

所以你看看这个智慧，可现在我们越发展，反而是颠倒过来了，怎么能高高在上，怎么多索取点，多占有点，这叫小聪明，不是智慧。

8.生理联系

在生理上，肾是什么呢？肾主骨，生髓，通于脑，主强志。仔细想一想，很有意思，肾是属水的，水柔弱至极，人体的骨骼坚强至极，对比一下，它是最柔弱的，反而又是最坚强的、最硬的。牙齿也是骨骼，比如说糖吃多了，牙齿坏了，我们中医说是骨病是不能食甘的，就是说你这个人骨头坏了是不能吃甜东西的。

所以我说，吃点苦味儿，因为苦能坚阴。但现在，你要去超市买东西，你看哪个食物里没有糖啊！就是说甘有点过了，好像泡在蜜罐当中。甘属土，土克水，所以吃甜多了，对你的骨骼发育就不好。当然不是说反对你吃棒棒糖，就是说吃甜太多对骨骼不好，最直接的表现就是牙齿要坏的。

中医认为甘有缓性，比如说你哪个地方痛，喝碗糖水，它就会稍微缓解一下，抽筋时喝糖水也可以，它有甘缓作用。但任何事情都不能过，这个缓如果再过，那就是负面的，用一个词表示就是涣散。大家可以想想现在的小孩好不好管理？大部分小孩都不好管理，什么原因？吃甜太多，太涣散了。西医也说，如果你在考试之前晚上睡不着，可以喝碗牛奶，放点糖，喝完它就会缓解你的紧张情绪，但是过了就会涣散，不舒服。所以说吃糖还是要限量的，尽量少吃。

肾，一个是主骨，第二是生髓。生髓就是人的骨髓、脑髓都是肾生的，所以我们中医治一些脑病、髓病也用补肾的方法。当然我们说的补肾，不是补那种先天的，补的是五脏之精。举几个例子，比如鹿角、海马这些都是补肾的，这种补肾就是补得很深了，就是补髓的成分了。像补血，一个是用健脾的方法，健脾可以生血，脾是气血生化之源。然后还可以用补肾精的方法，吃阿胶、胎盘（就是紫河车）、鹿角霜、鹿角胶，这就是补精生血的方法，也可以叫补髓生血的方法，补精也是用补髓的方法来生血。

再一个就是肾主强志，这个理解很简单，就用能量来看，因为肾是主能量的，能量足了，他就有志向。所以你看一个小孩有没有志向，他说想考清华北大，能说这样的话，肯定肾精都不会弱。如果他说有个学上就行了，孩子说这个话，作为家长起码你要有第一反应，我这小孩能量不足。

肾开窍于耳与前后二阴。心开窍于舌，肾开窍于耳，就是肾的外窍是耳。我们经常说耳聪目明，就是说这个人肾精充足，他的听力就会很好。再一个你看他的耳朵长得很圆润，没有皱褶，这是肾比较好的表现。再一个就是听力，我们判断一个人衰老没衰老，就看他的听力。有些人四五十岁就开始听力下降，现在听力下降的人非常多，在门诊我们看了很多，有的是熬夜的，长期熬夜会造成听力下降，或者是长期戴着耳机的，长期戴着耳机会对听力有损伤。所以我们中医治疗耳病，一般都是用补肾的方法，这个一定要知道。

肾除了开窍于耳，还有前后二阴，也就是大小便都是由肾所主的。你看一些老年人，特别是一些中风的老年人，一般会小便失禁，这就是肾气不固，肾虚。因为肾有固摄作用，肾气足了以后，大小便就能通畅了，就能正常了。肾气虚了以后不固了，大小便就失禁了，最典型的一个表现就是夜尿增多，只要夜尿增多，这个人就肾虚了。这是在开窍上，我们可以再想一想，一个人受到惊吓以后会怎么样？吓到大小便失禁，是不是？也就是在一瞬间，恐惧伤了肾，伤了肾气，肾气不固了，造成大小便失禁。

比如说小朋友。在夏天的时候就见过很多，家长说小孩平时不尿床，但是最近总尿床，你知道要问他什么吗？要问他：

"你最近有没有让他吃冰淇淋。"寒伤肾。所以说一般小孩尿床都和吃冰有关系，这段时间吃冰吃多了，他就容易尿床了。

耳朵的大小，也跟肾有关。相传刘备双耳垂肩，耳朵大到那种程度，就有点帝王之相，也说明他身体好。所以当领导的都得身体好，你身体不好，当不了领导，人千万不要有非分之想，人家能量大，才能干这些大事。

这就是肾，让大家有个了解。

【问答】

问：温升凉降，这是一个原理，但是又说吃冷的会使胃气上冲，这个是不是有点矛盾？

答：不矛盾。温升凉降，因为你想上升，肯定要有能量，要有温度，热水才会往上升。但是胃像做饭的锅一样，里面一定要有温度，就是我们中医讲胃以降为和，这是胃气本身的特性，它是要降的。但是它要怎么才能降呢？它必须很温暖，才会降。因为胃就像一个做饭的锅一样，它里面没有温度，就做不熟饭。在温暖的情况下，它才会降，这是它的生理特性，和这温升凉降是两回事。所以你吃了冷的东西以后，胃就不降了，它降不下去了，它不温暖，就会往上冲，就是胃气上逆。胃的生理属性就是要降的，而且胃是喜欢温暖的，它要腐熟、消化。

问：秋冬的时候阳气下降，体内的阳气也就是能量是比较足的，但是春夏的时候阳气是生发的，立春的时候天地相交，这个能量也很强，那么阳气的能量和立春时天地相交的能量，这两个能量怎么去理解？

答：春天时候的能量，天阳地阴二者交合，合二为一了。

《道德经》上说"道生一，一生二"，它是在表象对立的两方面。一个事物，你给它分开，它是没有能量的。像一个家庭一样，家庭和合，团结得非常好，这个家庭就充满了和谐，也就充满了能量。所以春天的时候，是天地阴阳要交合在一起，合二为一了，它就会有能量，它的能量是这样出来的。后面我们讲"道生一，一生二"时，会详细再说这个问题。所以说我的观点是不赞成这种阴阳平衡的说法，因为这样说就把阴阳完全看成是对立的了，阴阳势均力敌了，也就不打仗了，就平衡了。那就是有斗争在里面，其实阴阳是不应该斗争的，它应该合二为一，是合在一起的，这是它的本性。但是人，因为有主观意识在里面，经常神不守舍，它就让心肾不相交。通俗地讲，什么都不在乎的人，他心肾肯定相交得比较好，越是那些想得多、思虑多的人，心肾越不相交，也就是说，你主观意识越强，心肾越不相交。本性和趋势是阴阳要相交的。

问：春季的阳气最强，到了秋冬的时候，阳气开始下沉，是春天的阳气最强还是秋天的阳气最强？

答：从另一个维度来说，你不能说一年当中是哪个时候阳气最强或者最弱，这样讲不太对。人的阳气是由里而外的，到春夏的时候，阳气是要散发到表面来的，是散发的，和自然界一样，春生夏长。到秋冬，它就收敛到里面去了，到里面以后储存起来，以待明年再次生发，这样不断地往复循环。所以说春夏的时候，外边阳气足，里面的阳气少，就寒。到秋冬的时候，你就会感到冷。为什么感到冷？外面阳气少，里面阳气多。有这么一句话，"阳生阴长，阳杀阴藏"，是什么意思呢？春夏自然界释放阳气、释放能量，阳生了，生长了，所以你能看到庄稼植物都在长，这是阳气推动的。到秋冬以后，天地各回各家了，阳杀了，阳没有了，阴也开始要收起来了，所以说这就是讲它们两个合二为一的和合性，而不是讲对立，你从这句话就能看出来。

问：我们讲大宇宙跟小宇宙，小宇宙对应身体大概什么位置？我看有一些书上讲，人的小宇宙在身体对应的好像是肚脐那一块儿。

答：人的整体都是小宇宙。你说的这个是在人体肾中的命门，那是阳气发生的场所，就是元阳储存地方，元阳慢慢从那个地方发生壮大，然后再布散到全身去，最后收敛，最终也要归到那个命门当中去。

问：先天之精很难再补回来，但是道家也说后天返先天，它好像也可以补回来，就是通过练功的方法。

答：这个不是常人能做到的。

第7课

相火、三焦

前面我们先从能量谈起，讲了君火，大家应该有概念了，我们回顾一下，用比拟的方法，君火可以理解成一个国家的皇帝，他的权力是最大的，是至高无上的。但是，天道的规律就是在上亲下，才能心肾相交，再一个是不能受外邪侵袭，这是最重要的两个部分。

我们看电视剧也好，看历史书也好，一个皇帝是不是什么事都亲力亲为呀？不是。一个国家的君主，他要显示他的尊严，他要把权力，也就是把一部分能量给到谁？给到宰相去执行。执行力靠谁去展现？就是靠宰相去展现。

所以，在人体当中能量有两部分，一个是君火，一个是相火，今天我们要来讲相火。

先看"相"，我们说吉人自有天相，宰相、丞相中的"相"是什么意思？字面意思就是它处在辅佐、辅助的位置上。你是好人，就有人会帮你，这个意思很简单。那宰相是什么意思？就是辅佐、辅助皇帝，就这么简单，所以说"相"的意思就是辅佐、辅助。

我们前面讲了君火，它是由心肾相交体现出来的。这个能量都储存在肾当中，我们说它位置最低，用老子《道德经》里的比喻，它能利万物，肾是人体的能量大仓库，但是必须有心火的温暖，它才会有作用。然后肾再继续把能量分属到五脏当中以备用，哪个脏需要，它就在哪儿储备起来，以备不时之需。

一定要知道，人体的能量是要储存起来的，不能随便用。五脏藏精而不泻，这个能量到底用不用呢？也得用，人要生存，要有活动，要有生命力的展现，我们看一个人有没有精神，都是生命力展现出来的，就是靠这种能量的输出。

君火把一部分能量给了相火，所以，相火的能量哪里来的？是君火给的。然后储存在哪里？我们的生命活动体现在哪些地方？体现在六腑。六腑是干什么的？是释放能量的。所以《黄帝内经》中说六腑是传化物而不藏的。

君火→心肾相交→储存在肾→分属五脏→五脏藏精而不泻

相火（君火给予）→储存在六腑→释放能量→六腑传化物而不藏

你看人体配合得多好，五脏储存能量，六腑给你释放，释放完以后到哪去？再到五脏去借，明白了吗？我再举个例子，比如说一个人，他能吃能睡，好动，大小便正常，这个人的生命力就很旺盛，我们就说他相火旺，也就是说他能吃能睡能排，体现出六腑功能强。人体生命力的释放，是通过六腑表现出来的。我们在临床上看到病人，或者是你们见到一个人，他不想吃饭，多少天不大便，或者整天拉肚子，他就会没精神。没精神肯定是相火的问题，也就是相火不安位或者相火功能差。

这个概念一定要弄清楚，大家看很多中医教科书，对相火问题阐述得特别少，很多人都不太理解相火问题。我们今天讲的这个问题，是教科书上没有的，这个问题反而是非常重要的。现在明白了吧？这就是君火、相火的关系。

还有一点需要说明的，我们上节课讲君火是先天的，能不能补？不能。你消耗一点是一点。你的神总是散，老总不收，早晚会把你的肾精都耗干了。

相火大部分是君火给的。要给大家补充一点，有一部分相火是后天能补的，靠后天的饮食补。你看张飞是不是喜欢吃肉、喜欢喝酒，他一顿不吃就感觉打仗没力气了，是不是？所以相火是可以通过后天补一部分的，也就是先天给的占大部分，后天也能补一部分。

所以，如果你家小朋友想去练武术，想去当运动员，你要给他补，要让他的相火旺起来。如果你家小朋友喜欢动脑，想当科研工作者，想当科学家，那你就不要给他补太多。你天天给他大鱼大肉吃，越吃越昏沉。

特别是每年六月份高考，很多家长说："医生，你给我开个补脑的方子，小孩马上要高考了。"我说："高考之前最好的方法是你让他饿一点，让他吃素一点，他脑子就清醒，你越给他补充蛋白，天天给他吃鱼吃肉，他越吃越昏沉。"这点常识一定要知道。

为什么体力劳动者要多补，而脑力劳动者不要太补？脑力劳动，在中医看来叫思虑伤脾，思虑多，脾胃肯定弱，所以你吃得越好，脾胃越不运化。

中医和西医最大的区别就是西医是外求，中医是内求。比如说你生病了，上医院去看病，西医在开完药以后，首先跟你说要加强营养，增强抵抗力，和疾病做斗争。而中医关注的是你能不能吸收，而不在乎你吃什么。人在生病的时候，就像是打仗时一样，脾胃就是你的后勤仓库，打仗如果没有人给它运送武器，它能打赢吗？

人在生病的时候，就是身体在打仗的时候，脾胃是非常弱的，因为它要不断地供给前线。你要记住这一点，所有的疾病和所有的损耗，最后归结起来，伤的都是脾胃，就是伤到你的后勤仓库了。所以中医讲，你生病千万要少吃，这两天只是喝粥。生大病就更要注意了，你要吃素了。张仲景在《伤寒论》中说，凡是生病以后"损谷则愈"，就是你在生病的时候一定要少吃。"损"是减少的意思，水谷就是饮食，用中医的话讲就是水谷精微。

你看中西医的理念截然不同，对不对呢？我们经过临床验证，确实是这样，生病的时候，大吃大喝补营养的人就不容易好。凡是按医生说的做，只喝粥，吃得很少的，好得就快。你得把脾胃当成打仗时的后勤仓库，你想，前面在打仗，后勤仓库多虚呀。

我们继续讲相火。一个国家一般有几个皇帝？一个。一般有几个宰相？两个。所以你看中医都是取象类比的，相火的载体有两个，在六腑发挥作用，一个是三焦，一个是胆，就像古代有左丞相、右丞相。这两个是主要藏相火的，是储存相火的地方。

先看三焦。什么是三焦呢？这个"焦"字，你要是自己看中医书，就好像很乱，又不太好理解。通俗一点讲"焦"就是一个东西或一个物体，它从一种状态转成另一状态，状态的改变叫"焦"。比如本来它是固体状态的，你把它烧成灰，就是另一种状态了。比如水本来是冰的，慢慢成水了，然后再加热就变成气了，状态改变了，这叫"焦"。

那三焦是什么？三焦就是整个人体代谢的一个器官。人体代谢主要代谢什么？最大的成分是水。所以，用中医的话讲三焦是"决渎之官，水液出焉"，是水液代谢的主要场所。水的状态，一个是液体的，一个是气化的，空气也算，就是你吸入空气，它也给你代谢，这是它的功能。第二个代谢的是什么？是人体吃进去的食物。它要把食物转化成营养物质，还有粪便要排出去。所以，第二是食物的代谢。

再想想三焦的位置。你躯体之内，五脏六腑之外，这个大腔都叫三焦。中医觉得太大了，不太好说，就给它分为三焦，上焦、中焦和下焦。上焦里面有心肺，中焦里面有脾胃，下焦里面有肝肾。一定要知道肝是在下焦的，不要认为肝在中焦。

不要认为中医的这个肝和西医解剖学的肝是一样的，中医认为肝是在左侧的，解剖学中肝脏是在右边的。中医的肝是在左侧的，西医的肝是在右侧的。中医讲的器官是形而上的，它不只包括肝，还包括整个肝的系统，经络都包括在内，所以中医的肝是在左侧的。

中医也有解剖，但中医更注重你的形而上的气化的状态，它讲的是状态，一般不讲形而下的。比如中医讲的心，它不是讲肉体的心，它是讲形而上的。我们讲心，一个是心肾相交，一个是它为清净之府。你要是按西医来讲，心是推动血液运行的，你看中医教科书就说心主血脉，教科书都这样讲，但我上节课就没这么讲，这样讲就有点形而下了。

前面的课我讲心，主要讲两方面。第一是心位置高，要亲下。第二，它为清净之府，不能受浊阴的侵犯。所以我们一般不在解剖上下功夫，这是中医的特点。它虽然有解剖，但它不在这个上面下功夫。肝实际上的作用是在左侧，这就是中医，所以说学中医一定要进入中医的理念、中医的思维方式。

我举个例子，之前我说心脏病，你用西洋参、丹参、田七，有没有效？有效。因为毕竟从解剖学说，它确实是主血脉的。但这是不是究竟之法？不是。所以说古代的这些大医家，他不重视这些形而下的，他重视形而上的，就是你的阳气足不足，你在上的有没有亲下。

后面我讲到肝脏的时候，还会讲例子。中医治很多肝病，确实是从左侧出发去治肝的，确实就有效，不管是汤药还是针灸，都是按左侧来治疗，按右侧不行。现在治肝病按照西医肝在右侧，对肉体的肝脏进行治疗，有时候也有效，但不是根本。

三焦是五脏六腑之外的一个大腔，就像一个口袋一样，心肺、脾胃、肝肾是口袋里面装的东西，你说光一个大腔，这个大腔有什么作用？什么作用都没有。这个大腔的功能是怎么体现出来的？得靠五脏六腑的功能才能体现出来。

接下来，我们看看三焦具体都发生了哪些作用。

第一个作用：水液代谢。肺，你呼吸的是气，就是在三焦中，它属于上焦，气是不是要化成水，所以说它是决渎之官，代谢水液。下焦不只包括是肝肾，还有膀胱、大小肠，所以整个水液代谢它都包括了，都在三焦进行。它为什么能进行这些事？你得想它的根本，因为三焦的能量大，如果它没有那么大的能量，怎么把物质从一种状态转化成另一种状态，也就是说三焦里面的能量太大了。

一般我们说一个人上火，其实是哪里上火呢？是三焦里的火跑出来。你看三焦的能量多大，它就像一个蒸汽机一样，火炉里面有太多的火和煤炭在那儿烧，它正常工作才能完成水化气、气化水的循环过程。这是三焦功能的第一点，决渎之官，人体整个水液代谢的循环过程。其实人体的生命力主要就是人体的水液代谢过程，就是水化气、气化水的循环过程。时刻不要忘了它能量大，正因为能量大，它想要造反。你们看电视剧，历史上一个国家发生叛乱，很多是宰相发生叛乱，我们总结相火病，主要是因为它不安分。

第二点，是你吃的饭最后化成什么了？化成血液了，化成水谷精微进入你的身体，营养你的身体了，不好的那部分就到大肠然后排出体外，是不是？所以说，三焦的第二个功能是水谷精微的代谢。

一个人生活条件好也好，生活条件差也好，你无论吃什么，它都给你化成血液，布散到你的全身去，你说科学家要是能研究这个，不管吃什么东西，你都让它转化成人体需要的血液，要有这么一个机器，那就厉害了，那得省多少钱。所以说自然界的创造是无可比拟的。我们现在生活条件好，什么都能吃到，但是科学家在实验室能造出一粒大米吗？能造出一粒芝麻吗？造不出来。最原始的东西，你再怎么发展科技，它都造不出来，跟人体一样。所以你现在吃的东西虽然好，但是是最原始的吗？不是。

有一个广告我觉得很好，说地球到最后拍卖一滴水或一罐空气，这真不是危言耸听。你想一想，随着人类欲望的发展，早晚有一天这些能源都会枯竭。你现在已经体会到吃一口真正的纯的粮食，喝一口真的纯净的水，呼吸到真正的新鲜空气已经很难了，而且越来越难。所以人体和大自然是一样的。

你现在感觉吃的东西好，其实这些东西不一定能转化成你身体需要的营养，这是西医所谓的营养，有好多人吃保健品，最后吃出一身病。所以，你们明白这个道理以后，就会谨慎地吃东西了。

失血过多时，可以输血吗？失血过多，紧急输血是可以的，中医也提倡，不是说中医不提倡。在急救的情况下是可以的，你需要哪个类型的血就输哪个类型的血，是可以的。但是你从嘴里吃的东西就不一样了，到底变化成什么了，你自己是看不到的。

所以三焦的第二个功能，就是水谷精微的代谢。你越学，就会发现古人是最智慧的。人们早晚有一天会认识到老祖宗的这些智慧。

三焦的第三个代谢是什么？糟粕的排泄。你吃完的东西，人体不需要的，主要通过大小便、汗液排出去。这都靠什么？都靠三焦的功能。我们在临床观察到中医的认知，看上去很直观很简单，其实都是最根本的，看得最透彻的。我们来了一个病人，说不想吃饭了，一吃肚子胀，几天不大便，什么问题？简单呀，相火出问题了。

比如说感冒，西医治感冒，认为你是什么病毒或者细菌感染，给你打抗生素，好没好呢？过几天可能好了。但是西医治感冒有一个最大的问题，就是它认为的这种好，好了以后有些人没精神、不想吃饭，因为那些抗生素很伤脾胃。中医认为，发展到少阳病了，就是相火出问题了。中医在这方面就很有优势，你用中医治感冒，治完以后，这个人神清气爽，很有精神，不会不想吃饭。

这是中西医的差别，咱不能评价好坏，西医在某些方面还是有优势的。但刚才我们讲的这些问题，你看懂以后会发现这都是相火问题。

还有一个病证深浅的问题。我们前面讲五脏是君火，要是五脏都出问题了，也就是你的后勤仓库出问题了，那病就深重了。就像打仗一样，你的后勤仓库都被人炸了，那还怎么再打。

历史上最有名的一个战役——官渡之战，就是把人家的后勤仓库给炸掉了。袁绍80万大军对曹操的10万大军，曹操是不是根本没有胜算。许攸本来向袁绍建议，让他去打曹操的许都，那曹操一下就完了。但是袁绍不听，结果许攸马上就找到曹操。那时候曹操的粮食已经连3天都撑不下去了，许攸说我能有破敌之法，你烧他的乌巢。曹操问："那个地方重兵把守，怎么能靠近呢？"许攸说："那个守将非常好酒，就派个人进去把这个人灌醉，然后把乌巢一烧，这个仗就不用再打了。"

人体也是一样，为什么中医讲五脏的病都是重病，病到五脏就等于是烧你的仓库一样，是重病危重。当病在六腑时，还只是表象，只是释放能量，它没有能量的时候，还可以向五脏去借。所以病在六腑的时候，病都是轻的、浅的。

你们中学时学过《扁鹊见蔡桓公》。第一天，扁鹊说"君有疾在腠理"，腠理在哪里？是皮肤。过几天再检查，扁鹊说

"君之病在肠胃"，就是到五脏六腑了，不是"疾"，是"病"了，这就是"疾"和"病"的差别。再过几天，君的病在骨髓，到最后病在膏肓，就没救了。

讲这么多，无非是说中医注重能量问题。通过对中医的学习，我觉得中医的特点就是四个字：能量为先。这是中医最大的特色。一个人生病了，我们看他能不能和敌人打仗，不能打仗，赶快给他弄点药吃，就像打仗一样，赶快送点武器。一看这人能量足，就让他赶快打，赶快把病邪驱走。这就是中医能量为先的原则。

第 8 课

胆、相火的功能

我们来把中医对疾病的认识从文字上分析一下。疾病，什么是"疾"？什么是"病"？两个字都带病字框，但是疾字里边是个"矢"，病字里边是个"丙"。

这个"矢"就是箭，我们说有的放矢，古人的认识很深刻，凡是外来的、轻浅的，都叫疾。所以扁鹊见蔡桓公第一句话就说，"君有疾在腠理"。腠理在哪里？皮肤表面，就是很表浅。

这个"丙"呢？这个就要有点中医知识和基础常识了，十天干，甲乙丙丁戊己庚辛壬癸。在五行里，甲乙为木，丙丁为火，戊己为土，庚辛为金，壬癸为水。丙丁五行属火，火对应什么？心，所以说中医认为重的、深的，都属于病。

中医这样的认识是很有道理的，凡是严重的、不容易好的都是病，凡是外来的、轻浅的，都是疾。就像箭射到你身上，我们中医讲避风如避箭，认为外来的邪气侵犯都是疾，内在的、深的都是病，所以说白了就是心出了问题，心是清净之府，有一点点污染肯定要生病了。

我们说宰相有两个，上节课讲了一个三焦，这节课再讲一个，胆。

胆是六腑之一，胆里也储藏相火。先看看《黄帝内经》上对胆是怎么认识的，"胆者，中正之官，决断出焉"。学中医，你得咬文嚼字，不然真的很难理解。什么是"中正之官"？我们来细究一下，看看它的来源。

《易经》的六爻，分内卦和外卦，处在内卦和外卦当中的这两卦，也就是二和五爻，这叫"中"（图1-8）。

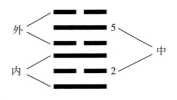

图1-8 "中"的含义示意图

过去算卦的时候，正好算到动卦是二爻或是五爻，那都是处在中位。一般出现在这两个位置上，按我们中国传统文化中庸的观点，通俗点说就是比较保险、不容易出事、比较吉祥，这是"中"。

那"正"是什么意思呢？就是在六爻当中，阳爻阳位，阴爻阴位，你处在该处的位置上，这叫正。我们通常说这个人不正，就是说他没处在他该处的位置上。

一是阳，它正好是阳爻，是正的，二对阴爻阴位也正，三爻也是阳爻也正，也就是阳爻阳位、阴爻阴位叫正。

所以从《易经》的角度来说就是又处在中间的位置，又是阴爻阴位、阳爻阳位，这两个爻就叫"中正"，这两个位置是非常好的。

把这个问题解决以后，就明白了什么是中正。但这个胆为什么叫"中正之官"？比如说甲乙两方闹矛盾了，需要一个什么样的中间人呢？首先就是你得和甲乙双方都熟，中国人发生矛盾，你请个外国总统来也没用，不如请一个乡里的德高望重者，双方都熟悉的。第二就是能量要大。第三要中正，你得公平，你光有威望，但是偏向、有私心，那不行。那我们看看胆有没有这个功能？

第一，和甲乙方都熟。

（1）肝胆相表里

肝脏是人体一个很重要的脏器，属于五脏，通俗一点说就是胆和肝是有联系的，胆和五脏都有联系。

（2）胆为六腑之一

六腑，就是胆、胃、大肠、小肠、三焦、膀胱，所以胆是六腑之一。

（3）胆为奇恒之腑

奇恒之腑是脑、髓、骨、脉、胆、女子胞（子宫）。

就是说胆和人体所有的脏腑器官都有联系，符合第一条和甲乙双方都熟。

第二，胆属于少阳相火，能量大。

胆是左右宰相之一，另一个是三焦，胆的能量巨大。甲乙双方闹矛盾了要找个中间人来调和，这个人需要能量巨大。

中医讲这个胆，是很重要的，但是西医认为得了胆结石可以视情况把胆切掉。中医是不太提倡切除器官的，每个器官都是有用的，切了以后会有很多副作用。

第三，中正。

胆在人体中是非常中正的，中正之官就是不偏不倚的。

甲乙双方闹矛盾了，最后谁拍板说："哎，甲方，你跟乙方赔礼道歉吧！"这话由胆说。所以人体哪个地方出问题了，要出来协调必须谁说话？胆说话。所以说，胆"决断出焉"。没有胆的话，你想你这个身体还协调吗？就会乱七八糟。学了中医，就会明白这些道理，所以你全身哪个地方出问题了，最后出来拍板是胆，你要缺个胆，你说能行吗？

中医讲到的胆是一个系统，不光是一个胆，那个叫胆府，胆府只是胆居住的地方，还有胆的经络，切了胆以后，肯定会对整个胆系统都有影响。比如说你天天早上起来，拍拍两侧胆经，可以生发阳气，没有胆就不行了。

把这些都听明白了，你就明白《黄帝内经》上说的一句话了："凡十一脏取决于胆也。"你整个身体协调不协调，都是谁决定的？胆决定的。胆重要不重要？重要。你身体出了问题，五脏六腑哪里不协调了，最后让胆来给你协调。这太重要了。你看《黄帝内经》，说容易也容易，说不容易也不容易，你不明白这些道理，这句话你就不理解。很多人不明白，为什么十一脏腑都取决于胆呢，我们以上讲的这些，就是解释这个问题的。

把这两个相火的载体说完了，然后讲讲相火有什么功能。

第一，助气化。

人体所有的气化，我们讲了三焦，消化代谢、水液代谢、糟粕的排泄，全部都叫气化，它是助气化的，也就是你整个人体的气化全部是相火完成的。

一个人来了以后，一看一点精神都没有，不想吃饭、几天不大便、肚子胀，就是相火出问题了，相火衰了，或者是相火不安位了。

第二，辅助君火温肾水。

本来这个肾水是君火去温的，但是你既然是宰相，你就得帮助皇帝，皇帝没有做到的事情，宰相要去帮助，就是去温肾水，也就是去亲下。人体的两个经，三焦经和胆经，最后都和足少阴肾经有联系，最后都去亲下温肾水去了。

一上课我们就说了，宰相是处于什么位置？一人之下，万人之上。处在这种位置很危险，傲慢心会起来。所以说人一有能量，他的傲慢心就会起来，所以不修行是不行的。他心里就会想，我那么大的本事，比你皇帝本事都大，我应该当皇帝。

君火最大的问题是心肾不交。那相火最大的问题是什么？不安位。就是他不在他的位置上安分守己了，老想着皇帝没什么本事，还不如我呢，我自己当皇帝算了。所以说人真是不修行不行，虽然举的是宰相的例子，但是在单位也一样，你当个副职，总想着总经理还不如我呢，我比你干得好，人们很容易冒出来这种想法。

所以《易经》第一卦乾卦，"用九，见群龙无首，吉"，什么意思？龙都是行云布雨的，各干各的活儿，谁也不去争着当头儿，你看多吉祥，多祥和。就像儒家思想的大同社会一样，大家在自己的岗位上尽心尽责，不争不贪，多吉祥啊。所以我的观点就是多学学传统文化，真的很好。

相火在什么情况下容易出现问题？我们叫相火上逆。中医里凡是提到逆的，都是谋权篡位的，再说得清楚一点，都是对心有损害的。你看四逆汤、救逆汤，为什么救逆？就像救驾一样，危害到心脏了，要救逆了。只要提到这个逆，就是对心脏，对皇帝要造成危害了。懂得这些道理以后我们就可以想想了，什么时候相火容易上逆，容易出问题。

第一种情况，外邪侵袭。

相火安位的时候，它是相火，就是宰相，它不安位的时候就是贼寇，危害比外邪还要厉害，你想一个宰相要发动叛乱了，他是不是比普通老百姓危害要大多了。所以说在有外邪的情况下，就是外寇内贼，内外相勾结，对人体造成损害。

感冒的时候，西医只认为是感冒了，两三天以后，突然不想吃饭了，人也没精神了，西医说你是不是缺营养呀？哪是缺营养啊！是什么？是外邪引动你的内贼发生叛乱了。是不是感冒几天以后容易出现这种情况？有的小朋友感冒几天以后不想吃饭、肚子胀、没精神、不大便，这是相火不工作了，就是我们说的这种外寇内贼的局面发生了。所以你看中医的认识是不是更精准、更到位。

第二种情况，体弱。

一个国家在很衰弱的情况下，很多人就想造反。宰相在皇帝很羸弱的时候更想造反，他想，"我趁机当皇帝吧"。

这个弱，主要体现在两方面，一个是心，一个中医认为是脾，脾是属土的，土不伏火，火就藏不住了，相火就跑出来了。女性在久病、产后，或者在月经期，会不会出现不想吃饭、浑身乏力、头晕目眩，还有便秘等一些症状，在体弱的时候，这都是相火引发出来的表现。

举个最简单的例子，曾经有一个企业老总，他做完手术后发热。他给他的手术医生打电话，说"医生我做完手术一直发热，38℃多"，西医说是正常的，这是手术热。结果烧了一周，也不想吃饭，没力气。他就让人联系中医，找到我了，我就给他开了小柴胡汤，吃了两三天完全正常了。

这是什么情况？就是在体弱的情况下相火跑出来了，感冒、大病后、久病后、劳累，在你体弱的情况下，相火就容易跑出来。比如说你去旅游、加个班，都容易出现身体情况暂时不好，那时候的热都是相火。所以说你在外出旅游的时候要备上小柴胡，以后我们会讲这个药的，这个药非常好。

第三种情况，思虑太多。

这个思虑不是指正常思维，它属于欲望。宰相想当皇帝，就是一种欲望。人在这种情况下焦虑恐惧，老想着那些想得到但是又不容易得到的东西，这时候相火就跑出来了。比如说你去炒股，老想着挣钱，你晚上就会睡不着觉。为什么睡不着？相火跑出来了。

《黄帝内经》有句话"恬淡虚无，真气从之"。现在为什么病多了，其实就是不恬淡虚无了，相火就跑出来了。现在这种病人特别多。西医能治这种病吗？有些症状临时是能解决，你吃安眠药，当晚能睡着觉，但是长期来说它能解决问题么？最终要解决的还是相火不安位的问题，归根到底还是心的问题，你让它没那么多欲望了，什么都放下了，相火安位了，也就好了。

最初相火上逆，表现在六腑功能下降，那长期看，相火出来会怎么样呢？还记得相火的功能吧，它是辅助温肾水的，所以长期相火不安位就会造成肾虚。一个人在焦虑的时候，在想事情的时候，是不是不想吃饭，有时候还有想呕吐的感觉，这都是相火往上冲的表现。一个人一不想吃饭、不想睡觉了，就是相火出问题了，因为六腑功能下降了，时间久了以后，肾水得不到温暖，最后造成肾水寒了，肾水一寒，整体的功能就下降了。

　　所以现在的病最多的还是相火病，最后总结，其实都是自己内在出问题了，这就是中医的观点。你去靠外求，找个大夫给你开个药，能解决根本问题么？不能。明白了中医的这些道理，你就知道了，这些外求的方法是解决不了根本问题的。

第9课

相火病的表现

人体能量分两个部分，一部分是君火，一部分是相火。上节课讲了相火的来源、存在于什么部位、什么时候会诱发它发生病证，最关键的一点就是相火的不安位，不安位就和人的思虑、欲望有关系。

我们继续讲，相火还有很多内容。相火安位，机体就正常运转，特别是六腑的功能是正常运转的；如果相火不安位，出现上逆，那么会出现哪些病证、哪些表现？

一、六腑功能下降

我们看一下六腑都有哪些表现，六腑为胆、胃、大肠、小肠、三焦和膀胱，六腑就是释放人的生命力的。我们之前举例子说，就像张飞那样，能吃能喝能睡的，生命力就很旺盛，要是一个文弱书生，是不是他的相火就弱一些？

1.胆和胃

简单地说，胆和胃都是干什么的？都是和消化有关的。所以相火一上逆，不在位上了，胆和胃的功能就下降，首先体现为消化功能下降。感冒刚开始两天还好，过两天以后就不想吃饭了，肚子胀了，几天不大便了，消化功能差了，这好理解吧？

2. 大肠

大肠主要是传导大便的，大肠出问题，功能减弱，很多人说肠子不蠕动了，那是什么问题？就是相火不在那个位置上，所以肠子不蠕动了，特别是老年人。做完手术知道什么最重要吗？排气。说句不文雅的话，有些外科医生说"千金一屁"，这真是的。腹部手术以后，能排气证明肠道蠕动了。千金难买是什么原因？就是手术以后、大病后、妇女产后，体质弱的时候相火容易跑出来。

所以若没学中医，很容易直观地想，反正体弱的时候脾胃功能就弱嘛，就给他健脾胃，这时候再补，行不行？有时候补是没有效果的，只去健脾是没有效果的，因为相火不在位上，越补越上火。我们后面还会讲到，为什么有些人不受补药，不是虚不受补，记住一点，只要是相火不安位的，越补越上火，它不吸收，必须让相火去安位。遇到这种情况时，多数人是以便秘、不易排便为主，少数也有便溏、腹泻的情况。便秘和便溏的情况都可能有，但以便秘为主，因为肠道不蠕动了，这种情况比较多一些。

3.小肠

小肠和膀胱是一样的，都是管小便的，中医叫小便不利，有的尿少，有的尿频，都有可能出现，也就是小便出现异常了。

4.三焦

三焦主管什么？主要管水液代谢。相火一跑出来，水液代谢就障碍了。这个情况就多了，水液代谢障碍最明显的表现是什么？一是水肿，有人写医案，说小柴胡汤治浮肿，不懂医理的，会想这小柴胡汤怎么能治浮肿呢？现在知道了吧，小柴胡汤的主要成分是柴胡，柴胡就能治浮肿。我可以这么讲，包括很多中医临床医生，他不了解医理，说柴胡是疏通气机的，说气行、水也行。哪是这个原理呀！其实是用柴胡让相火安位了，这个相火一运动起来，三焦功能就正常，气化就正常了，是这个原理，千万不要认为是什么气行、水行。

懂了这个道理以后，一个人一张嘴，你就知道他的知识在哪个层面上。有些人写医案，一看就知道医理没通，或者只停留在表面上，或者用西医思维来解释中医，这种情况很多。

第一就是水肿，第二是什么？是咳嗽。因为肺是水之上源，肺也是调节水液代谢的，三焦功能异常以后，肺会出现咳嗽，这也是小柴胡汤治咳嗽的原理。一句话总结就是"咳久入三焦"，这是从《黄帝内经》中总结出来的，你看古人说得清楚吧。咳嗽久了以后，三焦相火就跑出来了。外邪调动体内相火，三焦相火就跑出来了，所以说"咳久入三焦"，就是根据这句话，凡是咳嗽时间久的，我们可以用平逆相火的方法，也就是用柴胡剂加味治咳嗽。只要看到小孩感冒咳嗽久了，不想吃饭了，没精神了，就可以这么去治，非常有效，主要是得有少阳症状，加减多少就得看临床具体辨证了。

第二是咳嗽，第三是什么？水液代谢肯定有小便参与，小便少或小便频数都有可能。在临床会看到这类报道，用小柴胡治小便不利、尿失禁，说白了都是相火问题。

所以说我学中医，或者我跟同学们聊中医，我主张弄通医理，医理弄通了以后，我不要求你死记硬背，我们后面要学《伤寒论》，我都不让同学们背书的，但是我认为他们掌握得也非常好，一说就知道这是什么原理，这是医理通了。当然，我再补充一句，我不反对你背，懂得医理，背就更好，因为古人学中医一贯的传统做法就是要求背诵。我为什么萌生了这种思想呢？就是根据社会发展，人们对中医越来越怀疑，人心越来越浮躁，不愿意沉下心去学，这也是我这些年潜心研究经典的原因，就是要尽量用大白话把这个道理讲出来，这样人们都喜欢听啊。现在人太浮躁了，比如说微信发个文章，超过多少字人们就都不愿意看了，所以最好的就是一两句话把医理给讲清楚。

转回话题，水肿、咳嗽、小便不利，主要都是三焦的问题，当然还有很多，我们主要了解基础的就行了。

5.膀胱

膀胱主要管小便，这里要补充一点，中医认识的膀胱和西医不太一样，西医认为膀胱储存尿液、废水，但中医认为膀胱里面还有人体的正常津液。膀胱就是保存津液的，里面有废水，也有正常气化的津液，所以膀胱里面要有温度，学《伤寒论》就要学到五苓散，就是它有温度以后，这个津液才能化成气。

所以我们学到那个太阳蓄水证，就像倪海厦老师讲感冒一样，他说很多病都是感冒造成的，为什么？比如说在空调房间里，要是待一天的话，可能什么症状都没有，没有流鼻涕、打喷嚏，但是可以说你肯定感冒了。这是中医的认识。因为寒气在后面的膀胱经，膀胱经是从后面往上行的，你可以想象有一条管道，水化成气往上，受寒受凉以后，这个水液水气马上就掉下来了，上不去了。可能一天也没有什么感觉，就是小便多一两次，或者有点累，其实已经感冒了。这是中医的认识，你看中医这种认识是非常科学的，是不是？这就有可能造成太阳蓄水证，我们会让患者吃一包五苓散，就没问题了，就能正常气化了。

那中医上的感冒是指什么？《伤寒论》就是讲感冒的，中医有它的辨证体系，它分为六经，整个《伤寒论》都是说感冒，以后我会详细讲的。

所以说相火不安位的第一个大的表现是在六腑上，就是六腑整个功能下降了。

以上是讲第一点六腑功能下降，讲完了，这个好理解吧？

二、上火

我们在讲君火的时候，有个心火独亢，还记得吧？那是心肾不交，心火独亢。这个少阳相火，本来应该是往下走的，上逆以后，那个火就往上走，一往上走就叫上逆，往上走就会出现什么情况？主要表现为口苦、咽干、眩晕。

举个例子，大家都熬过夜吧？熬夜以后，第二天早上会出现口苦的情况吧？只要是早上起来出现口苦，都是少阳相火上逆。因为我们中医认为口苦是胆热，胆又属于相火，相火一上逆，嘴里就出现苦味了，因为胆囊有胆汁，胆汁是很苦的，它一上去，口中就有胆汁的味道。

咽干，特别是秋天这个季节，容易出现咽干。因为咽喉是门户，火往上冲，肯定要经过这里，所以咽喉会干，也可能是疼痛，所以小柴胡汤可以治口苦、咽干。

那么火若冲得再厉害，这个人会怎么样？会眩晕，就是火上头了。

这都是相火上逆的情况，和心火是不太一样的。心火，我们用大黄黄连泻心汤泡水喝，火不往下走，心肾不交，泻心火就可以了。但是这个是相火病，一定要知道，所有的相火病，我们中医要用和解的方法。你们记住，以后你们要是看书，只要是和解剂，肯定是治相火的。至于原理，下面会讲。

一个国家不可能去掉宰相这个职位，宰相有罪该处置还得处置，但是这个职位还是得有。中医说，就是要和解，下一任宰相得老老实实，安于本位，好好工作，不然的话，还得处置你。所以中医叫这类药物和解剂，和解就是和相火和解。所以第一节课我就提出来，我们中医是不提倡斗争的，没有杀死、消灭这些名词，一般都是和解、包容。

第二个表现就是上火。其实胆经，也主耳朵，很多耳鸣、耳痛、耳聋都和相火有关系。比如熬了几天夜以后，突然得中耳炎了，说耳朵里边痛了，摁着都痛。西医说中耳炎，得吃消炎药，其实泻相火就可以了，因为胆经也绕耳朵循行，所以这些就是相火上逆的症状。

这里再补充一下，相火是往下走的，它上逆时先冲你的胃，从胃再上食管，从食管再上咽喉，然后再从哪里出来？从有孔窍的地方出来。总结一下，凡是有孔窍的地方都可能有火出来，出来的火都是相火，只要是孔窍，鼻子、嘴巴、咽喉、耳朵、眼睛都有可能，就像以前农村烧地锅一样，有烟筒，烟、火肯定要从有孔的地方出来，这好理解吧？

相火上逆先冲伤你的胃，因此凡是相火病的，胃肯定不好。因为土是伏火的，它冲你的胃，刚开始会胃痛、胃胀，特别是胃痛，相火病很重的人会胃痛的。你可以想象有一件事情让你很焦虑，焦虑紧张得胃痛了。再往上走，很多人说胸骨疼痛，西医诊断是反流性食管炎。我可以跟你们说，反流性食管炎大部分都是相火病。什么原因？就是那个火总往上冲，刺激食管造成的，就如甲状腺炎、甲状腺结节这些，基本上都是相火问题。最后是咽喉炎、中耳炎，这些都跟相火有关系。大家都记住，第二个症状就是上火。

三、痰火结聚

第一个症状的时候我们就讲了，六腑里边有三焦，三焦是管什么的？水液代谢。那水液代谢障碍，水就会跑出来，火也跑出来，火往上逆，这两个加起来会怎样？它们就会积聚在一起，形成痰火，痰火就会结聚在一起，形成肿块一样的东西。这个问题就多了，凡是身体的上半部，从胃往上，比如女性的乳腺结节、乳腺增生、甲状腺结节、甲状腺增生、淋巴结肿大，有的小孩子经常淋巴结肿大，这些都是相火病，火和痰结聚在一起造成的。

痰核是中医的名词，就是结聚的肿块，像以前老百姓说的那个老鼠疮。中医认为肿瘤是怎么发生的？比较流行的说法是肿瘤的发生都是因为寒。学了中医以后，大家不要片面。寒对不对呢？对，但不是一种。君火衰造成的寒，肿瘤一般都在人体的下部。上部和下部，分界线是中焦的脾胃。下部的肿瘤一般都是因为寒造成的，当然不是100%啊，上部的肿瘤，也有因为寒的，咱只是说一般规律。

第二是相火上逆了，这种大部分都是痰火，这个一般是在人体上部，就是火往上走。所以说不要片面，网上说肿瘤都生于寒，对不对？只说对了一半。君火衰了，就是阳虚了，阳虚生寒，但是也有相火的情况，所以说现在中医论相火的少，我们了解得就比较片面一些。

还有肝郁，为什么肝郁会造成肿瘤呢？比如说春天到郊外去，搬起一块大石头，石头下面有几颗小草，虽有石头压着，它还是要从旁边斜生出来，是不是？肝是主生发的，在有一种压力压住的时候，它就不能正常生发，就叫异生，它生发的不一样了，也就是说它会长出不一样的东西来了。

所以我们中医认为肿瘤的形成有三种原因，寒、相火上逆和肝郁。不要片面地认为肿瘤都是寒造成的，不是的，也有火。你了解了中医的君火相火这种理论，你的认识就比较全面一些了。

痰火结聚是相火最重要的一个表现。不说那些肿瘤，最普通的，小孩一感冒就容易淋巴结发炎，这都属于相火病，扁桃体炎也是，是不是一感冒上火就淋巴结就肿大了？平时还不痛，一感冒发烧就突然肿痛了，或发生淋巴结炎，这些都是相火病。

四、情志

相火病的情志表现非常明显，它跟肝郁是不一样的。我想问问大家，这个相火上逆的情况一般是什么样的？相火病有它独特的情志，举个例子，还说三国，汉献帝带着文武百官去打猎，他射死了一头梅花鹿，结果，曹操往前一站，接受百官的朝拜，谋逆之心昭然若揭。汉献帝很惊恐，回到宫中，连夜写"衣带诏"，要让人交给董承，让他把这个信息传递过去，让天下诸侯合起来，讨伐曹操，结果正好让曹操发现了。

想想在这种时候，曹操和汉献帝都是一种什么心理状态？这时汉献帝睡不着觉，曹操也睡不着觉。我们中医有个名词，叫悸而惊，这就是相火上逆的典型情志症状。"惊"是什么意思？总害怕有人要来抓他，汉献帝觉得曹操是不是随时要来杀我，曹操想谋权篡位，也是害怕的。人家说不做亏心事，不怕鬼叫门。做不正当的事，肯定害怕上天对你惩罚，就老是惊恐，半夜睡不好觉，害怕人家来抓。心悸，就是悸动不安，心跳厉害，说白了就是焦虑恐惧，这是相火病典型的症状。

这个可不是烦，烦是心火旺盛，我们说心火独亢是烦，就是总想骂人、总想拍桌子砸板凳那种，那是烦。但这个不会，中医说是"如人将捕之"，就是总害怕人要来逮他一样，心慌恐惧，你们看中医描写得是不是非常准确。

我们可以联想，现在这种患者是不是特别多。上节课我们也举了例子，现在相火病太多了，焦虑症、抑郁症，中医讲都是相火病。精神病院爆满，真是悲哀。据统计，我国现在几乎二十个人里面就有一个人焦虑，更不要谈失眠了，可以说每个人都有几天睡不着觉的情况。

五、肾水寒

相火温肾水，相火上逆时间久了，温补不了肾水，肾水就寒了，就表现出肾水寒的症状，这点和我们上节课讲心火的上热下寒有点相似了。下半身都是表现出很寒的情况，女性表现为宫寒不孕，男性表现为精冷、早泄。所以相火上逆时间久了就表现为肾水寒，也就是肾功能下降了。

不用说太远，就说30年前，我大学毕业的时候，不孕不育的患者非常少见。我印象特别深，在省中医院实习的时候，要是碰见一个不孕症患者，老师学生都好奇，要去看看，把把脉。但是现在，你周边不孕不育的人很多，什么原因？你学了这个君火相火就好理解了。《道德经》中有一句话叫"虚其心，实其腹"，心不虚了，里面欲望太多了，那个坎中阳就少了，现在的人肾水都是寒的，肾水寒就影响肾的功能了。所以现在男性经常出现死精、没有精子、精子活动率低，什么原因？肾水那么寒，精子怎么有活力呢？女性则经常出现宫寒、不孕。

所以说，自己改变生活作息习惯，好好睡觉、好好吃饭，就能什么病都没有。如果整天熬夜，身体怎么能好？有些人还说，我睡的时间是绝对够了，天天早上三四点钟睡觉，中午十二点起床，我一点儿不缺觉。这对不对？不对！要知道中医讲的是阴阳，夜属阴，昼属阳，在属阴的时候就要睡觉，而白天该升发的时候，反而睡觉，阳气也升不起来。迟起伤阳，熬夜伤阴，长此以往就阴阳两虚了。

所以少阳病就是相火跑出来、上逆的表现。

第 *10* 课

治疗相火病的药物

君火相火都讲完了，大家对这个上火是什么概念都知道了吧？上火，通俗说就是不正常的能量消耗和损失，所以说所有的上火都是你能量不正常地消耗掉了，最好不要整天上火。

很多老中医会说，你有几分火就有几分寒，是不是有道理啊？要是上火的时间长，肾肯定就虚寒了，这就像《易经》中的一句话，"亢……不可久也"。上火没有好处，最好让自己别上火，你要能保持永远不上火，可以说你这个人肯定是健康的。有人说我一辈子也不上火，但是那有可能是太寒了，上不起来火，太虚了。年纪大的人，有些虚寒的，想上火都上不起来火。

给大家介绍几种药，非常实用。

一、小柴胡汤

第一，治少阳感冒。

相火属于少阳，所以它治少阳感冒。一般去药店，你一说感冒，他们都给你推荐小柴胡汤，其实一般他们都不太懂，不知道这个小柴胡汤到底是治什么的。再一个很多小柴胡汤添加剂太多，效果也很差。

怎么判断少阳感冒呢？胃口不好，没精神，多日不大便……《伤寒论》中讲，只要能量出问题了，面容就会发生变化，所以说少阳病患者有一个少阳面容。少阳面容是什么样的？就是表情淡漠，我们通常叫少阳脸，这基本上就能判断是小柴胡汤证了。

小柴胡汤能治少阳感冒，但是千万注意，并不是所有的感冒小柴胡汤都能治。感冒刚开始，发热恶寒很严重的时候，你吃小柴胡汤行不行？不行。吃了以后只会加重发热，为什么？就像敌人刚开始来跟你打仗，你还没跟人家打呢，就派出一个国师去跟他和谈，我们讲好别打了，那敌人一看没打就想和谈，肯定打得更厉害了，是这个道理吧？所以说我讲中医就是这么通俗，你们一想就是这个道理。感冒初期是绝对不能用小柴胡汤的，用了以后只会加重症状，你们可以体会一下。

第二，治上火。

这个就很简单了，比如你熬夜了，你在旅游，或者是你在干什么时，突然不想吃饭了，几天不大便了，只要你判断出了这种上火，就可以用小柴胡汤。

第三，治胃肠型感冒。

你有感冒症状以后，还会出现腹痛、呕吐，因为相火往上冲，火上逆，会引起想呕吐的感觉。出现呕、痛，或者下利（拉肚子），伴有不想吃饭、精神差等，都可以用小柴胡汤。比如小孩积食了，经常肚子痛，西医诊断是肠系膜淋巴结炎，这种情况大部分属于中医的少阳证，都可以用小柴胡汤去治疗。

第四，治黄疸、肝炎。

这种就比较专业了，了解一下就行了，有些黄疸、肝炎是可以用小柴胡汤治疗的。相火不安位，相火虽然是火，但是它在五行的性质是属木的，肝胆属木，所以它对土的克害是最大的。为什么出现黄疸？中医讲就是脾的本色出来了。所以说我们临床上，有很多情况下的黄疸是用小柴胡汤加味去治疗的，效果都是很好的，当然这种情况你们一般遇不到。

现在新生儿黄疸很多，说白了就是营养过剩，吃得太好了。黄疸很多情况下是湿热，以前条件差，新生儿黄疸很少，现在吃得好了，反而新生儿黄疸多了。西医治就麻烦了，让你住院、照蓝灯、重症监护。这个我们见得太多了，因为经常有人打电话咨询，我们也不好给他拿主意。

有些人看病以后，根本没有什么疑虑，从来不打电话，回家吃药，过几天问他怎么样，他会告诉你没事了。越是那种看完病以后，从诊室外面来回五六趟的，吃药效果通常也不好。他自己认为要增加营养，你不让他吃，他就会问医生那我缺营养怎么办，后面延续的一系列话题都来了。退热也是这样，你明明给他开中药可以退热了，他却问我要不要吃退烧药，他心里有这种依赖。

以前黄疸是不多见的，现在新生儿黄疸非常多，都是由于现在母亲在怀孕期间加强营养，吃得太好了。越有病的时候，越是怀孕的时候，越要吃得素淡一些，这点不是我们别出心裁。我们见过好多"素宝宝"，在性格上、在心智上，都非常成熟，非常好，反而吃大鱼大肉的，容易有多动症、抽动秽语综合征。为什么？热量过剩、能量过剩，他就要发泄出来。所以说现在新生儿黄疸多，我们也有用小柴胡汤的，当然还有用茵栀黄口服液的，简单一点，用点茵陈大枣就可以，用茵陈大枣煮点水喝，轻微的新生儿黄疸就完全可以好了。

小柴胡汤能治的病太多了，我写过一篇文章就是说小柴胡是"万能药"。很多人都把小柴胡汤当成万能药，这也不是绝对的，还是要辨证的。

只要是大病、久病、产后或手术后，你们多吃点小柴胡汤，没坏处的，如果有点发热，你吃就更没错了。记住一点，妇女经期感冒吃小柴胡汤就可以了，因为都是在虚弱的时候，相火跑出来了，所以说用小柴胡汤是绝对没有错的。

我们讲的都是中成药，你都可以吃的，至于加减的治疗就更多了。下面说加减的，水肿、久咳、消化不良、淋巴结肿大等，很多都可以用小柴胡汤加味去治疗。最简单的，比如你头天喝酒或熬夜，第二天早上口苦，吃包小柴胡就可以了，就能治好了。小柴胡汤的适应证是非常广的，因为现在人相火上逆的情况太多了。

二、小建中汤

第二个比较好的药给大家推荐，就是小建中，小建中也叫小建中汤，这个也是治相火病的。它和小柴胡汤有什么区别呢？小柴胡汤是以相火上逆为主，就是火往上冲为主。这个是以脾虚为主，就是你土弱了，土伏不住火，火就跑出来了。

第一，治虚人感冒。

虚人就是体质弱的人，如果反复感冒，就用小建中汤。因为我们中医有个原则，就是你在感冒的时候是不能用补药的。你在虚的时候感冒了是可以用小建中汤的。因为它是以健脾胃为主的，里面主要是麦芽糖，非常好喝。比如说有些人很劳累，整天工作很忙碌，三天两头感冒，那就吃小建中汤，它的原理就是以补土伏相火，就是以健脾为主而伏相火。

第二，治虚寒性胃痛。

因为小建中汤以补土为主，所以能治虚寒性胃痛，总是胃痛、总是感觉胃凉、容易拉肚子、一吃凉东西就不舒服，这种痛是虚痛，这种痛喜温喜按，患者喜欢放个暖水袋在胃这里，也喜欢用手揉一揉。这种疼痛就是虚寒性的胃痛，可以用小建中汤。

中医是分虚实的，分法很简单，比如说这个人积食了，他不喜欢揉按，就是胃里边有东西。实证是拒按的，虚寒性的胃痛，喜揉喜按。只要喜揉喜按就是虚的，所以可以用小建中汤。

　　这个药好在哪里呢？正常的人可以吃，只要不是火气很大的那种，有湿热的人也可以吃，小孩也可以吃，能开胃口、增强体质、促进食欲、治便秘、增强抵抗力，是小儿的强壮剂。你看看这个药的名字，"建中"，"中"是哪里？中焦脾胃。人的不健康都是相火引出来的，你把脾胃健好以后，相火不出来，你想这个人哪还有病，抵抗力就增强了。

　　其实这种小建中，它伏相火，我们用它在临床开汤药去加减，还能治其他的病，给大家举几个例子。第一就是治上部的疾病，比如甲状腺结节、乳腺增生，就是俗称的长东西的这类疾病。这类病有什么特点呢？患这些病的人容易焦虑、脾胃差、失眠、心慌。一个很典型的病例，说明这种理论是正确的。我治了一位老太太，60多岁，整天操心，操心孙子孙女，谁家的心都操，她孩子又多，天天不是挂念这个就是挂念那个，长期睡不好觉，最后上医院一查，得肺癌了，找好多人看，效果不太好，后来找我给她看，我就用小建中汤。如果不明白中医理论，就会说这个小建中汤怎么治肺癌呢？我又加了一些软坚散结的药物，加了龟甲、牡蛎、鳖甲这一类的，吃到今年，4年了，现在这位老太太好好的，去医院检查，肿瘤稍微有点缩小，缩小不明显，但是症状是一点都没有了，能吃能睡。

　　中医治肿瘤，是一种共生理论，要说把它杀掉，不如西医手术刀快、不如化疗快。用中药还是从整体上进行调节，提高生活质量，肿瘤虽然不缩小，但是患者的症状改善很大，我有好多这样的例子。

我们曾经治了一位92岁的老年人，他是肝癌，西医说没什么希望了，也就一两个月的时间了。我们给他开药治疗，其实主要就是四逆汤加味的，吃了以后，这位老人家说，我没病呀，我现在能吃能喝能睡。90多岁，自己上下楼梯，自己去逛逛，都行。让西医查一下，西医说你吃这个中药一点作用都没有，肿瘤一点没缩小。他的家人说，没有效果我们也继续吃，那位老人多活了接近一年半。

这就出现一个问题，评价体系不一样。老人的家人就看得到好处，原来老人没精神，又不能吃，又不能睡的，感觉维持不了多久了。但吃了中药以后，虽然检查指标没改善，肿瘤还那么大，但是他状态好啊，这就是说中医和西医的评价体系不一样。

凡是消肿瘤的药物，肯定对胃刺激性很大，会伤脾胃，我们中医不管治什么病，都是以保胃气为主，以不伤害人的胃气为主，这点一定要知道。这是和西医不一样的地方，叫保胃气。中医的理念是有胃气则生，无胃气则死，它和西医是不一样的。

之前就讲了中医是以能量为先，很多患者打电话问，医生啊，我这个情况是做手术好，还是做化疗好？你以后回答这个问题，考虑能量为先原则就行了，你看他能量足，体质很好，各方面都不虚，那么做手术也行，化疗也可以。如果这个人根本没有打仗能力，就像战壕里面枪支弹药都没有了，敌人冲上来了，你用身体往上冲，那是什么结局呢？所以你只要弹药充足，只要能量足，怎么折腾都没事，能量都不足，趁早别折腾，这样的例子我们见得太多了。

小柴胡和小建中，是治相火的两个很重要的药，也都有成药，这两种药都可以平时备用的。一般不会同时用，小建中没病也可以常吃，但小柴胡没病还是不要吃。

我们这几节课是讲什么？能量。你看中医科学不科学？科学，相当科学。很多同学说，刘老师你讲的是不是都是你自己编的呀？我可以给大家说清楚，我讲的都是经典上的话，我给翻译过来的，你们回去再看书就更好理解了。

《黄帝内经》上说"恬淡虚无，真气从之，精神内守，病安从来"，这句话是在开头说的，《黄帝内经》怕我们不理解，后面又进行了解释，在后面说"君火以明，相火以位"。

恬淡虚无，真气从之——相火以位

精神内守，病安从来——君火以明

"君火以明"，这个"明"是什么意思呢？明智、明了，要心肾相交，就是这个君火、心火，要很明智，要明了，要去亲民，在上要亲下。

"相火以位"，我们反复讲一个人的相火要始终安在位上。我们反复讲见群龙无首，不要争抢，你这个宰相，千万不能想着我是一人之下万人之上，我要篡位去，我能量大。因为相火能量非常大，它有时候表现出的能量比皇帝还大，有时候宰相的出镜率比皇帝要高。你虽然能量大，你要安于位；你虽然是皇帝，你要懂得心肾相交。

"恬淡虚无"这句话是什么意思？就是说如果你不安位是因为你不够恬淡虚无，欲望太多。欲望一多，相火就跑出来了，因为三焦是人真气运行的场所，我们不说是气化嘛，你所有的真气运行都在哪里？都在三焦里面，你恬淡虚无，相火安位了，三焦气化就正常了，真气运行也就正常了，就是这个意思。所以你学了中医以后和没学医的时候理解是不一样的，学了中医，你就知道它是怎么解释的了。

"精神内守"是什么意思？就是心藏神，心肾相交通过什么完成？通过心藏神完成。

最后一句话"病安从来"，什么意思？只要相火安位了，只要心肾相交了，也就是一开始说的，能量只要足了，能正常发挥作用了，就等于不病。因为一开始我们就讲了，人体的能量是什么？就是一个君火，一个相火。

"君不明，相不位"才是导致疾病的根源，这不就逆推出来了吗？最后总结，怎么才能不生病？就四个字，只要"君明相位"就不生病。古人太有智慧了，人家就四个字，我们讲了4天，我们这4天讲的都是这些内容。

你们按这个思路回顾一下，先讲君明，然后讲相位，只要君明相位就不生病了。如果不懂中医，就记住这16个字，"恬淡虚无，真气从之，精神内守，病安从来"。表面上理解就是，我吃好睡好少想就行了，是不是？学了中医以后，你说话就要专业一些，"君明相位"就不会生病。

所以说我们中医是不是能量观？病与不病取决于谁？取决于自己，不外求，你病与不病完全在你自己，你只要君明相位，不用想着有哪个大夫去给你看病、哪个"神医"给你看病，也不要想着吃哪个保健药，人体自有大药。

到这里第一部分能量就讲完了。

第二部分

能量(气火)的运行

第**11**课

六经——太阳

我们讲的中医知识都是有连贯性的，一步一步深入的，需要我们复习和掌握，要融会贯通，前面的如果不掌握，后面就很难听明白了。你们越学越会感觉中医是非常讲理的，逻辑性是非常强的，没有一点含含糊糊的东西。如果有含糊东西，那就是我们还没理解古人的意思。

前面我们主要讲了能量，人体能量的产生都是取象于自然的。

第一是中医的能量为先原则。无论是养生还是治病，要时刻顾护你的能量，你的身体状况、健康与否、情绪如何，都是你的能量决定的。所以明白这个道理以后，你就会在生活中细微观察周围的亲人或朋友，如果他的状态发生变化了，情绪发生变化了，可以说就是能量发生变化了。能量包括两部分，一个是能量是否充足，再一个是能量是否正常发挥作用。

第二是中医的内求原则。当然适当的外力我们是不反对的，当你的自力不能完全克服时，依靠点外力是对的，比如说找医生开个药，吃个保健品也可以的。但是我们不太提倡向外求，只要你的心静到一定程度，就不需要外求，人体自有大药。

第一部分我们讲了能量，接下来第二部分我们讲能量的运行。能量在人体内到底是怎么运行的？也就是君火和相火在身体里是怎么发挥作用的？

能量要运行，生命力才能表现出来。五脏是藏精气而不泻的，但它这种藏，并不是恒定的藏，它要提供给六腑能量，让六腑再去释放能量，就是去展现生命力。

君火的供给能量，是以一种什么形式呢？出入的形式。就像煤气罐一样，你把阀门打开，它就放出能量来了，这就是出。你把煤气罐关小或者全关上了，就是开始储存保留，这叫入。这是君火，以出入的形式供给能量，就是阴气的运动。

相火是什么形式呢？是升降的形式。很多同学都买了《伤寒简论——从圆运动中解伤寒》，其实圆运动主要是讲相火的运动。一天当中太阳早上从东边升起，晚上从西边落下，这一天就是阳气的运动，也就是相火运动。

$$
\begin{aligned}
&\text{君火}\rightarrow\text{五脏}\rightarrow\text{藏（供给）}
\begin{cases} \text{出} \\ \text{入} \end{cases}
\text{（阴气）}
\begin{cases} \text{太阴} \\ \text{厥阴} \end{cases}
\rightarrow\text{少阴君火} \\
&\text{相火}\rightarrow\text{六腑}\rightarrow\text{释放（生命力）}
\begin{cases} \text{升} \\ \text{降} \end{cases}
\text{（阳气）}
\begin{cases} \text{太阳} \\ \text{阳明} \end{cases}
\rightarrow\text{少阳相火}
\end{aligned}
$$

所以中医一点都不神秘，中医就是讲能量，讲能量的运动。君火就是阴气的运动，相火就是阳气的运动，一年四季春夏秋冬，一天早上、中午、下午，都是相火在运动，都是阳气在运动。

君火是供给能量的，它是储存的，但不是完全储存，它像煤气罐一样，一打开，就供给相火，让相火去运动。在这个过程中，它有出，就是供给；你关上了，就是储藏，就是入，这就是阴气的运动形式，叫出入，也就是一个供给的过程。

相火的运动就是升降，早上太阳升起，下午太阳落下潜藏起来，早上再出来。一年四季，春夏秋冬也是一样，春天升，秋天降，这都是阳气的运动。

这就是我们讲的能量运动，它分为阴气和阳气。下面我们讲几个名词。

太阴为出，厥阴为入。出就叫太阴，入就叫厥阴。阴气的出入叫少阴君火，所以君火叫少阴。这就是三阴。

升叫太阳，降叫阳明，相火叫少阳相火。

这就牵扯到中医术语了，你们如果看过中医书，看过《黄帝内经》，或看过《伤寒论》，就会知道里面有个六经的概念。书上对六经有很多定义，我的体会是"六经就是阴阳运动的形式及能量状态"。不要想得很神秘，很多人把六经解释成经络，还有解释成血管的，还有解释成神经系统的，这就有点儿点跑题了，离中医越来越远了。所以给大家定义一下，很通俗，六经就是阴阳运动的形式（其实就是四种形式），以及能量状态（两种状态，一个是相火状态，一个是君火状态，也就是阴阳状态），就这么简单。

五脏六腑、十二经络是一种什么关系呢？五脏六腑、十二经络、气血津液，都是阴阳运动（也就是六经）的载体，而非全部。所以说你把十二经络当成六经也不对，你把气血津液当成六经也不对，都只是它的局部，就像盲人摸象一样，只摸着了它的一部分。

从中医角度来说，身体的任何一个脏器、气血津液，都不是静止的，无时无刻不在运动，或者参与了阳气的运动，或者参与了阴气的运动，所以它们都是六经运动的一部分，都是它的载体。比如升，人体升发的器官多不多？太多了，水化气的过程是升，气化水的过程是降，那你说它是六经吗？它不是，它只是一部分载体。这些定义都是我下的，《伤寒简论》那本书里面有的。所以这个有点牵扯中医的一些本质东西了。

很多人也看过《黄帝内经》，它里面有一句话，"升降出入，无器不有"，任何一个生命体，从中医的视角来看，都有阴阳，都有阴阳的运动，也就是说任何一个生命体都会有升降出入，所以说"升降出入，无器不有"。但是有很多人把出入理解成身体和外界的交换，这没有道理，中医是讲阴阳的，讲阴阳运动的，一定要知道。

"升降息则气立孤危"，这句话怎么去理解？就是说阳气的运动，如果只有春天没有冬天行不行？只有冬天没有夏天行不行？"孤"就是单一的，"危"就是危险，就是说单一的形式是很危险的。如果不好理解，我可以举个例子。我们处在中原地区，你往远点想，西部地区是什么状况？是不是收得多一些，生物多样性不如中原。从古至今，兵家打仗都要逐鹿中原，从中医视角来看，因为中原生长化收藏是很规律的，就是万物生长得很好。视角再放远，南极、北极，有些地方只有冬天，没有夏天，这样的话还有生物吗？有，但少之又少，这是不是气立孤危啊？就是只有一种气。只有一种气是很危险的，在人体也是这样。

所以下面学阳明病，那个三急下证，比如一个人大便不出、便秘，那就叫气立孤危，也就是说阳气运动这种很单一的形式，是很危险的。

"出入废则神机化灭"，就是说没有阴气的运动就没有生命了，神机就代表生命，古人的认识是非常深刻的。我们在治疗上，到四逆汤证、通脉四逆汤证，这个人就基本上快不行了，阴气运动发生障碍了，或者阴气快消失了，也就是说五脏的病比六腑的病要重得多。之前讲过能量仓库，大家再想想那个火烧乌巢的案例。

再重复一下阳气运动有三种形式：升叫太阳，降叫阳明，而相火是能量支持，相火的运动叫少阳。下面就开始逐个分析了。

太阳是什么？阳气升。导致阳气不升的因素有哪些？我们先看看阳气升的载体都有哪些？主要是肝和脾（图2-1）。

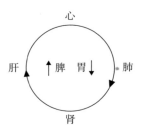

图2-1　圆运动示意图

　　还有什么是阳气升？水化气的过程，也是升，是在三焦里运行，但是它的载体是水和气，就像把水加热，水就化成水蒸气升上来了。

　　影响太阳升的都有哪些因素？一个是外因，一个是内因。

　　第一，先看外因。外因就是外邪，都有哪些因素？风寒暑湿燥火，其中有哪些是影响升的？风、寒、湿。在外邪当中，影响太阳升的只有这三个：风邪、寒邪、湿邪。

　　风邪。首先要知道风是通于肝的，所以人受风了以后就会肝郁，肝就会升不起来。那受了风以后有什么特点呢？大家都感冒过，想一想你伤风了会有什么特点？风性的特点是什么？主要是开泄。比如窗户是用纸糊上的，窗上有一个小洞，外面刮大风，风就从小洞进来，把洞越刮越大。风是开泄的，所以人受了风以后，汗孔会张开，就会汗出，既然汗出了，就会怕风，所以会恶风，受风以后最重要的症状就是汗出恶风。因此你受风以后，肝气就升不起来了，就郁在那个地方。这很简单吧？中医都是很讲理的。

　　寒邪主要伤阳气，寒邪在升里面是影响最大的，它直接伤你的阳气，你不是阳气上升吗，它直接给你阻力，给你遏制住了，让你不升了，或者说直接把阳气给减少了，你还能升得起来吗？

　　那受寒以后会有什么症状？恶寒。寒主收引，就是合起来，把你冰住，在人体的表现就是把你的汗毛孔给闭上，所以就是无汗。寒邪伤阳气，就像道路，给你阻塞住，经络不通就会痛。当你受寒感冒以后，你就会感觉浑身肌肉痛、骨节痛、头痛。所以说受寒以后的特点是这三个：恶寒、无汗、疼痛。

　　那受寒和受风最大的区别是什么？是看是否有汗出。所以大家感冒了，通过这点就知道是伤风还是伤寒了。

　　再看湿邪，湿邪伤人的脾，用一个字来概括，就是困！困倦、乏力、沉重，中医讲湿困脾。第湿邪和寒邪一样，它把经络直接阻住了，它会造成痛，这种痛是兼有困重的疼痛，因为湿是和脾相通的，还有可能出现其他症状，比如恶心、呕吐、腹胀、大便溏，当然这些都不属于外感症状，它是脾胃症状。湿邪直接侵犯人的脾脏，夏天要是受寒湿了，马上就会有脾胃症状，会恶心呕吐或者拉肚子。就是说除了有感冒症状发烧困重以外，还可能有脾胃症状，湿邪直接侵犯人的脾胃。这个就是中医的辨证，是不是很简单？

　　风邪一般单独伤人的很少，它都是要兼着其他邪气，我们所说的风寒感冒，其实就是寒邪感冒。真是受了风寒，我们中医叫太阳中风，或者说是伤风，那种是单纯的，它只有汗出。你只要说是风寒感冒，肯定就是寒邪感冒了，是没汗的，是无汗、头痛、身痛、发热的那种。

以上就是阳气不升的外因。

第二，内因上有什么？我们脑海里要时刻想着圆运动这个图。

首先是脾不升，这个问题太大了，不讲情志方面，只讲实质病邪方面的。比如说你吃多了，脾就不升了，所以我们中医一直提倡少吃，你只要一吃多了，就会有困的症状，所以说吃饭不能吃太饱。从立春开始，阳气就开始上升。立春的时候阳气在哪里呢？正好在人的脾土当中，所以这时候我们要帮助它，让脾土上升。你得顺应自然界的这种阴阳变化规律，那时候阳气正开，地气开始上升了，天气下降了。从立春开始吃什么呢？甘草干姜汤，健脾就等于升脾阳。立春和雨水的时候也是湿气很重的，我们讲立秋的时候湿气很重，其实立春的时候湿气也很重。甘草干姜汤是作用在脾上的，是升脾的，还有一个方子，是作用在肝上的，叫桂枝汤，是助肝升的。千万记住，人以阳气为本，只要是阳气升了，你机体的状态就会很好，免疫力也会增强。

最简单的两个方子，从圆运动中你就能看出来，一个升肝，一个升脾。桂枝汤，在古代的时候也叫保健饮料，不是张仲景创立的，是商代的伊尹。伊尹最早是一名厨师，当厨师时他创立的桂枝汤，当时是当成保健饮料去喝的。后世张仲景把它收录到《伤寒论》当中，作为《伤寒论》的第一个方子去用。伊尹后来当了商的宰相，他这个例子就很符合道的含义，你一个厨师当宰相，凭什么？古代人是重视道的，老子在《道德经》上说"治大国，若烹小鲜"，就是把菜炒好的道理和治理国家的道理是一样的。这个人在历史上是很有名气的，他写过一本书叫《汤液经》。

第 *12* 课

六经——阳明、少阳相火

我们上节课主要讲了太阳不升的外因，主要有风、寒、湿。道理很简单，你让它升，必须要有能量，温升凉降，要升就必须要有温度。所以，我们特别不提倡用一些寒凉的药物，人是以阳气为本的，不要轻易用清火、下火的药物。学了中医以后，你们要明白这一点。

说到感冒，还牵扯一个问题，就是到底是风寒感冒还是风热感冒的问题。这个问题很普遍，很多人进来看病，说：医生，我风热感冒了，你给我开点清热的药吧。我问：有什么表现呢？一般人判断风热感冒就依据两点，一个是咽喉痛，一个是吐黄痰。其实，中医概念里的风热感冒，大多是具有流行性、传染性的疾病，比如疱疹性咽峡炎、水痘、猩红热等。

你们所感觉到的风热感冒，一般是这两种情况：

第一，风寒化热。从圆运动就可以看出来，所有的问题，最后都在肝上表现出来。所以我说，所有感冒的根本病机都是肝郁了。学中医，你要认清它的本质，所有感冒，最后都是导致肝郁。因为肝是一个有能量的器官，感冒两三天以后，它有热量散不出去，郁在那里就会化热，就会咽喉痛、吐黄痰、口干舌燥，其实是风寒化热。这个化热怎么来的？是郁造成的。那再严重点，有的小朋友感冒两三天以后会流鼻血，什么原因？也是肝郁化热，把血管冲破，出血了。这是风寒化热，并不是真的有热，这种热哪来的？是肝郁来的。我们后面讲《伤寒论》时还要讲，所以这里就不多讲。小朋友感冒吃药以后流鼻血是好现象，外邪随着鼻血出来就能好了。

你们可以再去延伸思考，很多老年性出血性疾病，像脑出血，现在包括中医，很多人认为这是血热妄行，要给你用一些凉药。老年人的血，他能热到那个程度吗？阳气都衰了，不可能的。所以，古人像张仲景、孙思邈，包括现在的中医大家李可，都用小续命汤。小续命汤里面主要是麻黄汤，麻黄汤主要是治风寒感冒的。它认为你受寒邪重了，这个寒邪会把你的血管紧紧绷住，造成血管里面压力增高，然后又瘀在这个地方，血管就破了。现在一般治法是什么？给你把血凉下来，让它更凉，它就不出血了，有效没效？也有效，但是危害太大了。中医的观点是什么呢？中医观点是给你把这个寒邪去掉，你里面没那么大压力，就不出血了。这就是医圣和一般人在认识上的区别。所以，中医治脑出血也是用小续命汤，其中主要是一些解表剂，辛温发汗的。

第二，是本身有热，有热以后又受了寒。比如，你在办公室工作一夜没睡觉，第二天早上骑个自行车从单位回家，路上吹到风了，感冒了。你熬夜会不会上火？会上火，然后再受外寒，就是本身有内热，又受外寒了。这些都不是风热感冒，不要轻易用一些寒凉药物去治感冒。

上节课我们讲了阻碍太阳升发的外部条件，现在讲内部条件。一个是脾，脾不升肝也不升。对肝本身来说，阻碍肝升的原因是阳气不足，也就是相火的能量不够，相火虚了，它也升不上去，没有能力往上升。

相火虚了怎么治？也就是太阳病怎么治？很简单，我们讲过，相火的主要来源是谁给的？是君火。所以，对阳气不足而升不上去的，要补君火，也是用四逆汤一类的。相火衰了，我们也是补君火去，你不要想着相火和君火不一样，我怎么去补？不能这么想，其实在中医的治疗大法里，相火虚了，升不上去了，我们也是补君火，补四逆汤这一类就可以了。四逆汤是《伤寒论》里的方子。

太阳病就是这些问题，这些就是阻碍阳气升的外部因素和内部因素。外部的主要有风寒湿邪，内部的主要有脾虚、脾阳不升、肝不升、阳气不足，大体就这几方面，如果细分还有，这里就不详细说了。

所以说太阳病是最多的，因为人的病基本上是阳气不升的病。只要阳气升，这个人就有生机，就什么病都没有。所以，阳气不升的病是最多的，在我们看病中占2/3。在《伤寒论》中，太阳病的篇幅也占了2/3。

讲完升，再讲降。阳气运动中，"降"是指阳明。阳明不降的原因和表现是什么？不降主要是神的问题，神不收敛。尤其是秋季，你如果还很麻木，还天天在熬夜，天天在喝酒的话，阳明就会不降。不升是问题，不降也是问题，升也好降也好，哪一个环节出问题，圆运动都完不成，降是在右半圆上。

不降的问题有哪些？

1.肺热不降

第一个表现是肺热，也就是肺热不降。秋天主要表现在肺热不降上，肺热不降会有哪些表现？我们把与肺相关的影响都说一下。

（1）肺热不降引起肺燥咳嗽

这个时候（秋分后）咳嗽可不是风寒引起的，是肺燥咳嗽的比较多。所以，我们用桑菊饮、桑杏汤这类药比较多，就是该让它降，该让它收敛了。这个节气（秋分后）要吃百合、莲子、银耳，这个季节也很适合吃雪梨。一般人都可以吃，只要脾胃不是很虚寒的人，这个季节吃是不会拉肚子的。如果三伏天，反而不适合吃。白色的东西润肺，比如冰糖、银耳这些都润肺。让小孩每天多吃点梨，绝对不会有问题，小孩都是纯阳之体。

（2）肺不降引发皮肤干燥瘙痒

我们上次说了好几个简单的方法，不知你们还记得不记得，用水牛角丝、白茅根煮点水喝，这个季节如果干燥瘙痒的话，就有效，它是凉血的。这个时候鼻出血，小孩最常见，这种节气你要是带孩子去吃顿火锅、吃个烤羊肉串，孩子不是咽喉痛就得鼻出血，这个季节不能吃太燥的。我们讲白露是秋燥的开始，真正的秋燥就是白露之后。

（3）肺不降引起便秘、痔疮

男同志熬夜的、喝酒多的，这个季节出现便秘、痔疮的就比较多，因为肺热不降。秋天时熬夜比夏天伤身体。降有两方面的意义，一方面，降可以神化气、气化水，而肺不降就阻碍了神-气-水的转化过程；第二个方面，从五行意义上说，金生水。这两方面最终都和水、肾精有关系，都会伤到肾精。

所以秋天如果你太劳累或是熬夜，最终都会伤到肾精，肾精一伤，是补不回来的，它不像伤气血，你能补回来。所以，秋天熬夜，最伤肾精，不能气化水了，不能金生水了，伤的都是水，伤的都是肾精，这点一定要知道。所以秋天是很容易伤人的，我们一般都会建议吃温经汤、枸杞、薯蓣丸（主要是山药），这些都是补肝肾的，女同志更适合吃温经汤。

2. 胃不降

（1）积食

肺热不降，最后还会反映在胃上。时刻记住圆运动这个图（图2-2）：

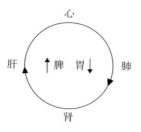

图2-2　圆运动示意图

左侧是肝和脾，是升的；右侧是肺和胃，是降的。肺不降，胃也不降，所以秋天积食就多。大家都知道秋天要给小孩消食，消食吃什么比较好？当然是应季的，秋天收山楂，所以秋天就算没有积食，你煮点山楂水，放点冰糖，让小孩隔几天喝上一次，让他胃降，效果很好。

秋天也适合吃打虫药，小孩打虫，秋天是最好的，现在中药、西药都可以吃，它们都是非常过关的。使君子、雷丸、川楝子都是打虫的，最简单的是南瓜子，经常吃点就能打虫。

（2）肠道不通

胃不降再发展下去，肠道不通畅，就是腑实证了。中医叫阳明腑实证，就是在秋天的时候，便秘加重的最多，秋天痔疮的发生也多。在很紧急的情况下，可以用一些通便的药物，但一般来说，用润肠通便药的时候多，多喝点蜂蜜水，多吃点滋润的东西，大便就能通畅了。

不要认为只有升，中医是很科学的，你看圆运动，不升的时候要助你升，不降的时候要让你降下来。《黄帝内经》中有个说法叫"亢害承制",就是六气中任何一气过亢了，都会造成危害。承制，就是顺承，下对上叫"承"，就像夏天结束就到了秋天，这是很顺利的，是按顺序下来的，"制"就是很和谐。亢害承制，就是圆运动很和谐，人就很健康。所以千万不能让一个气过亢，任何一气过亢都不好，都有危害。

还记得中医讲的"气立孤危"吗？不能让气立孤危，一气立孤危就很危险了。你看大便不通，中医用承气汤，什么意思？釜底抽薪，大便一通，腹气一通，这个气就下来了，所以叫承气汤。所以中医这些名字不是乱起的。

3.情志

在情志方面，如果不降的话，就会热扰心神。所以在秋天不降的时候，特别是在秋分之前的那个阶段不降，在秋分之后就容易降过了。秋分之前，人的情志容易烦躁，因为有热在那里面，所以烦躁失眠。这时候的烦躁失眠，大部分都是阴虚火旺比较多，所以这时候，我们用黄连阿胶汤比较多。

一般来说，这个季节要是失眠，你可以喝点黄连阿胶汤，一般都会有效，特别是有烦躁不安、火旺、口舌生疮、咽喉痛等症状的。这个配方里面有黄连、有阿胶，很多女同志不懂中医，乱补，觉得秋天到了，赶快补点阿胶，喝完以后就更睡不着了。你单用阿胶就不行，为什么不行？一是它该降了，你不能助它的热，阿胶是很温热的东西。第二点，阿胶过于腻，你的胃也不降，吃完以后胃更难受了。所以中医理论的逻辑性非常强，错一点点都不行。

不降主要有这三方面的表现：肺热不降、胃不降、热扰心神。

升讲完了，降也讲完了。升也好，降也好，最关键的点都是相火安不安位，只要相火不安位，可以说一切都没用。在有些情况下，我们可以去治疗，有些情况下我们是治不了的。

《伤寒论》主要讲外邪引动相火，外邪情况下，我们可以通过安相火驱外邪的方式来治疗，这是有效果的。但是如果你心神不敛，天天还是思虑过度的话，这个是治不了的，这就要靠自己了。所以，中医是讲内求的，不是向外求的。

在有外邪的情况下，我们可以进行内部调整，比如说饮食、休息等。我们可以通过中医来治疗，比如说小孩秋天积食、烦躁不安、睡不好觉，可以用小柴胡汤，之前我给大家推荐过。

跟大家多聊几句相火问题，你们看书上对相火的叙述都比较少。其实《黄帝内经》上已经提出来不病的四个字：君明相位。现在的病就是君不明、相不位，也就是你身体里面的皇帝和宰相都好好的，那就没病了。但是，君和相有时候是关联性很强的，一个人在精神内守的情况下，相火跑出来是不可能的。同样，一个人在恬淡虚无的情况下，精神不内守也是不可能的。"恬淡虚无，真气从之，精神内守，病安从来"，你精神内守也就恬淡虚无，你恬淡虚无也就精神内守了。

虽说这都是个性的原因，但在治疗上，中医治相火确实有很多经验。之前给大家举的例子，像外邪这种情况，用小柴胡汤。小柴胡汤是治疗六腑不安位的，这个一定要区分清楚，只在六腑功能下降了，我们让它去安位。你吃完小柴胡以后，饭量增加、有胃口，大小便通畅，人的精神好转，这都是吃小柴胡后好转的指征。

相火存在在哪里？一个是六腑，六腑里面有左右丞相，是三焦和胆；今天要补充一点，相火还存在于肝肾当中，因为相火要辅助君火去温肾水。也就是说，相火有六腑功能下降不安位的情况，这种情况大部分是外感，感冒以后外寇内贼导致相火病，不想吃饭什么的，六腑的功能下降，但还有一种情况是情志本身导致的，就是肝肾的相火跑出来了。这种损害是更大的，直接导致肾水寒，这是已经深入到五脏了，是肝肾的相火跑出来了。这种情况对身体的损害是非常大的，因为它会造成肾虚、肾寒。所以，包括张仲景的方子里，也有几个指导的方子，是治疗肝肾相火跑出来的。

你们想进一步学习治相火的话可以去看看，朱丹溪写了一本书，专门提出"相火论"，但是他讲的相火和我讲的相火还是有区别的，但是你们可以学习借鉴。再推荐一本郑钦安的《医理真传》，里边也有好多是治相火病的。你们想深入学习相火，就可以看这几本书。

现在，随着社会的发展，越来越看出中医在这些方面的优势，好多古人说的话在现代人身上越来越应验。张仲景在2000多年前写《伤寒论》，其实以前伤寒多不多？我觉得还不如现在多。我没来深圳之前，认为北伤寒，南温病。明清的时候，温病学派时兴，都是在江浙一带盛行的，因为地理条件造成的南方多温病。但是，这30年以来，相反了，北方的伤寒我觉得还不如南方多，什么原因造成的？空调、冰箱太多了，导致南方伤寒的人更多了。古人说了几千年的话，到现在反而更应验了。所以，现在兴起了扶阳派，而且学经方的越来越多了，因为人们看到古代那些方子，放到现在反而更实用了，效果更好了。

曾经有一段时间，比如我们上大学的时候，是不学经方的。《黄帝内经》《伤寒论》都是选修课，你愿意学就学，不愿意学也不考察，内、外、妇、儿这些临床中西医结合的科目是必修课。我帮别人招聘，面试时，我就问："你们现在怎么学？"一听还是一样，没有变化，很多来应聘的学生说经典还是选修课。

所以说点课外话，想学中医一定要看经典。什么是经典？就是不随着时间的推移而改变的，就是不可更改的，不可逾越的。不要认为几千年前的东西到现在是不是落后了，绝对不可能。你看《黄帝内经》上早就提出了相火和君火，现在反而越来越看到它的重要性了。《黄帝内经》早就总结了君明相位不生病，现在的所有病可以说都是君不明、相不位造成的。

现在各种禅修班很多，好不好？我的看法是，看你抱着什么态度，你不要想着有个老师能治你的病，你得想着是我去改变自己的。你要想着去这个班以后能把抑郁症治好，有可能，但是你要自己改变。如果你自己不改变，神仙也没办法。

第*13*课

六经——太阴

这几节课我们讲了能量的运行，先讲了阳气的运动，只是一个概述，基本上是《伤寒论》的内容，有了这个基础，学《伤寒论》就会比较容易一些。以前我们学经典，学《伤寒论》，都是要求背诵的，有了这个框架以后，基本上就不用背诵了，因为在医理上通了。

关键就是要了解六经是什么，现在争议还是比较大的，你们要是看一些课外书，包括很多大的医家，对六经是什么还没有统一认识。不过我们别去争论，说说我的观点，供你们参考。六个字：不争论、不评价。你认为好就用，认为不好就换，千万别去评论，也不要去争论，浪费时间没必要。

现在我们开始讲阴气的运动。阴气运动就是能量供给，我喜欢用煤气罐来比喻，阀门打开就是供给，关上就是储存，在人体也是一样的。

阴气运动的几种形式用什么表示？先讲讲"出"，就是供给，叫太阴。中医的这些象，都是从自然界来的，自然界的能量是怎么供给的？也就是天地是怎么给大自然供应能量的？

地气上为云

天气下为雨

地气蒸腾到天上，遇见冷空气形成云，然后下雨再降到地下来。所以我们说天降甘霖。什么叫甘霖？比如说久旱逢甘雨，说白了甘霖就是能量，把能量输送布散到大地上去，所以万物才会生长。明白这个以后就比较容易理解了，在人体上对应"地"的是什么？是土，也就是脾。"天"是什么？是肺。这里千万要和那个心肾区别开，有人说"天"是皇帝、是心，那不对，心是太阳，那是阳中之阳，不太一样。

那么人体是怎么运作的呢？吃了东西以后，要经过脾的运化，变成水谷精微，然后水谷精微就转运到肺里来了，中医叫脾转枢到肺，这点就和西医不同了，肺并不直接把气播散到人体中去，肺呼入自然界的清气，然后两者合二为一。不要认为只是我们吃的东西到全身各处去了，而是水谷精微和气合二为一，然后才布散到人体各处去，你看老祖宗的认识多细致。

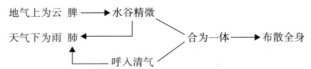

我们中医分阴阳，要从阴阳来说，五谷精微是阴，呼入的清气是阳。所以它有无限可分性，它有时候属阴有时候属阳，在单纯的气里面还可以分阴阳。气和吃的饭对比来说，气就是阳。我们吃的营养也分阴阳，从这就可以看出来，人体的营养分为两部分，有形的一部分，无形的一部分。所以中医也叫道医，和道家思想是一样的，和《黄帝内经》其实也都是一体的，都说是道家思想、道家养生的方法。

道家有一种养生方式叫辟谷，从上面中医的观点来说，人不吃饭，能不能活？肯定能。起码我见过很久不吃饭的，渴了就喝口水，什么都不吃，是真的。他办辟谷班，一期是28天，就是28天不吃饭，那太正常了。从中医理论看是完全可能的，当然如果你们没有老师指导而去辟谷可是不行的。

《庄子》里面有很多小故事，我觉得挺好的。其中有个小故事说原来地球上是没有人的，人是哪来的？是天上来的，说有一帮天人，飞过来一看，这有个星球，就像旅游一样，来参观参观吧，就落在地球上了。那时地球表面上有很多植被，绿油油的，非常好看。他们想，这是什么东西，我们在天上没见过呀，那吃一口尝尝吧。放在嘴里一吃，非常甘甜爽口，太好吃了，那再弄一口吃吧，又吃一口，一连吃了好几口。吃完以后，再想飞走，飞不起来了。如果你相信是真的，那就是说人为什么在地球上，就是浊气太重、太沉了，是不是？闲聊哈，大家开心一下，不能太紧张了，光学习也不行。

出就是太阴的这种形式，太阴就是脾和肺，共同协调完成了能量的输出。实际上能量是由脾和肺共同完成的，很多同学学过经络，足太阴脾经、手太阴肺经，是它们两个共同协调来完成对人体的物质输送的，这是不是很科学？

在太阴当中，有几个问题需要大家注意。

第一，要有能量的支持。

吃的东西，脾化成水谷精微，要往上输送到肺里去，需不需要能量？没有能量，怎么能上去？肺把所有吃的东西和气合在一起，然后布散到全身，要有个力量在推动它，这个能量是什么？谁在支持的？都是君火支持的。所以说我们前几节课也说过一种药，附子理中丸就起这种作用，它能温脾阳，用中医的概念说附子理中丸就是补君火的，具体说就是补脾阳的。

一开始我们也讲过，附子理中丸一般都是治腹泻、拉肚子、肚子痛，吃了凉的东西腹痛腹泻的，而且身体内、血液里的垃圾，它都能治，所以说它能够在脾上作用，然后再到肺上作用，把你整个的气血给改变了，更确切地说是净化了。

我们在临床见到过，长期吃附子理中丸的，特别是有些老年人，最后血压也降下来了，冠心病也减轻了，血脂、胆固醇等指标都降下来了。"三高"的人一般都能吃，但不是绝对的，也要辨证地看。一般来说血液里的问题，都是脾的问题，从这里看出脾和肺是一家，都属太阴，所以说用温脾阳的方法，也就是温君火的方法。那四逆汤行不行？也可以的，只要辨证它属于阳虚的都可以。它的能量支持就是君火，你知道这些都是补君火的就行了。一个列车拉着那么多东西，如果没有动力，是动不起来的，不可能往前走的，就这么简单，要有动力。

一般人都知道，一个脾胃不好的人，他吃什么都不怎么吸收，不会胖的。如果经常拉肚子，是脾弱，如果肺也弱，就不能把水谷精微布散到全身各处去，慢慢整体的抵抗力就会下降。运化是在脾表现出来的，抵抗力下降是在哪表现出来的？是肺表现出来的。这不都是太阴吗？怕风怕冷、风扇一吹就感冒了、容易出湿疹、容易过敏、容易有鼻炎，这不都是肺的症状吗？用温君火、补君火的方法都能给解决了。

人生病以后要少吃，生病以后，吃的东西运化需要更大的能量，也就是君火支持去运送到肺里，再运到全身各处去，比平时需要的能量还更多。这时候还在打仗，需要能量。你的脾再需要这么多能量，哪有啊？没有。所以中医的观点，越是生病的时候越要少吃，越病重越要少吃，越要吃好消化的食物。中医认为喝粥是最健脾胃的，也是最有营养的，粥里什么都有，一定要多喝粥。

反而现在很多人，特别是年轻人，最烦喝粥，认为喝粥还不如喝可乐，一手拿汉堡，一手喝可乐，多简单呀。我早上上班坐地铁，看到很多人一手拿汉堡，一手拿可乐，而且那个可乐还是冰的，那更耗人的能量。通俗地讲，胃就像一个做饭的锅，锅里没有温度，怎么去运化？有些东西吃着香，最后都成垃圾了。

第二，需要注意的就是外感。

为什么在这里单独提出外感呢？在阳气运动的时候，外感直接发汗就可以了。但脾胃虚弱的人，也就是太阴虚弱的人，如果外感了，是不能用发汗方法的，也就是忌发汗。什么原因呢？说白了也是一个能量观，就是在能量不足的时候，再去发汗，不是更伤害吗？通俗说就是胃不好，总是有胃病的人，感冒就不要吃发汗药，这样好理解了吧？你总是有胃病，胃痛、长期腹泻，如果感冒了，千万不要去发汗，千万不能吃发汗药。如果吃发汗药会怎么样？会胃痛、会呕吐、会腹泻，这些症状都会加重。什么原因？也是一个能量观。

有这种例子，前几期班上有个人，胃总是不好，吃点东西就胃胀。感冒以后，就自己弄点中成药吃，葛根汤。喝了以后胃痛，本来胃还不痛，喝了以后胃痛得厉害，总想呕吐。你在虚弱的时候，不能吃这些发汗的药，结果他打电话问我，我说你这胃那么差，肯定不能吃。那吃什么？桂枝人参汤。我们以后会学到这个方子。它有理中的成分在里面，再加上桂枝，吃完就没事了。还是一个能量为先的原则，这个概念要时刻灌输在自己的脑子里。无论是看病还是养生，时刻要把能量放在第一位。只要能量低下，就不能再消耗它，这就是中医的观点。在这种情况下，桂枝汤是可以喝的，麻黄汤是不行的。你们要懂，麻黄汤不行，葛根汤也不行，桂枝汤、桂枝人参汤是可以的。

第三，需要注意痰湿。

《黄帝内经》说脾能化生五味，五味就是酸苦甘辛咸，五味是概括它的多样性的，也就是你需要的各种各样的味道都包括了，人体所需要的各种各样的东西，脾都能化生出来。这个化生有两方面意思，一个是运化，脾有运化的作用，"运"是物理运动，从一个地方转到另一个地方；最关键的是这个"化"，就是化学变化，不管你吃了什么，都能给你化生五味。你看这个脾神奇不神奇。

至于吃的东西好还是坏、营养不营养，不是第一位的。这几十年，人们的生活条件是不是好多了，想吃什么都有，但身体跟以前人比，越来越差了。在几十年前，要是有个吃药的、输液的，我们感觉这个人真是得重病了。我小时候都住平房宿舍，如果有一个人去医院了，街坊都要组织大家去看看。现在可好，这人要是不生病，感觉都不太正常，很稀奇了。

在太阴虚弱的情况下，脾运化转输到肺这个过程当中，它不只是把一些营养运输过去了，其中还有垃圾。没消化吸收的垃圾，也给运了，随着一起负重运过去，所以吃的东西可能很多是没被吸收的，反而成了垃圾，布散到全身去了。这个中医叫什么？叫痰湿。所以中医让大家平时吃七八分饱，有病的时候更要少吃，这个已经说了不止一次了。

很多疾病会复发都和饮食有很大关系。比如《黄帝内经》上说，疾病好了以后，特别是一些发热性疾病，有三种复发诱因，食复、劳复、房劳复。食复就是因为饮食而复发；劳复这种情况现在也不多见了，以前都是体力劳动多，干农活儿，还没好利索就去地里除草、收庄稼，干了一天活儿回来又发热了，复发了；房劳复就是因为性生活而复发。现在最多的就是食复这种情况。

举个例子，一个小孩发几天烧，我们给开中药，吃好了。第二天父母又跑来说，医生啊，你这个药还是不太行啊，发烧是好了，下午好了似的，到半夜又开始发烧了。我们一听吓一跳，心想这是怎么回事？凭经验肯定有什么外因，就问吹没吹空调呀？有没有吃什么东西？回答说："也没吃什么特殊的呀，就是昨天我们觉得小孩好些了，发烧几天觉得他营养缺乏了，三天没吃肉，赶快带他去饭店，炖个鸡汤，弄点牛排，小孩食欲可好了，吃得可多了，但是半夜就发烧了。"明白了吧？这就是食复，现在这种情况太多了。

在脾胃不强壮的情况下，体内是很容易产生很多痰湿的，有垃圾在体内，人能舒服吗？一开始只是一些无形的东西，是看不到的，也就是一些湿气。很多人来看病，说自己湿气很重，特别在南方。这湿气能看到吗？看不到。最多我们看他舌苔，是比较白的，比较腻的，他找医生来调理，说把那个湿气去掉。其实健脾是大法，只要脾胃强壮了，湿气是不容易产生的。

判断有没有湿气最好的方法就是看舌苔。要想判断你是不是容易产生湿气，你可以做个实验，晚上吃红烧肉，第二天早上你看舌苔是什么样的。这就是验证你的湿气产生有多快，吃红烧肉第二天早上舌苔就会又白又腻又厚，舌苔就是胃气的反映。

所以健脾是大法，健脾的方法有很多：

（1）药物健脾，平时可以吃点四君子汤、人参健脾丸、附子理中汤，看哪款适合自己，要辨证的。

（2）在饮食上，忌暴饮暴食，要吃得少。

（3）要吃温热食物，这点很重要，否则会消耗身体的阳气，消耗你的能量。

（4）吃易于消化的食物，越是有营养的东西越不好消化，比如脂肪类、高蛋白类的，都是不容易消化的。

中医说五谷为养，把它排在第一位。曲黎敏老师讲《黄帝内经》看过没有？五谷具有生发之性，生发之性就像春天一样，所以它不仅能健脾胃，还让阳气上升，让人有精神，所以说一定要多吃五谷。现在正好反过来了，忌碳水，只吃肉的也有，只吃果蔬汁的也有，就没有只吃五谷杂粮的。我可以给你讲，你们改一下，其他什么都不吃，只吃五谷杂粮，也不会缺营养的，老祖宗早就说了嘛。

蔬菜是补充，只是疏通一下，在身体有阻滞的情况下，吃点蔬菜，疏通一下。有一个专门吃蔬菜汁的团体负责人，他给我发微信说，光吃蔬菜汁怎么样？我说千万不能，这个不能常吃，常吃肯定对身体不好，因为都是寒凉的东西。他说吃了快一个月，现在感觉身体轻飘飘的，也要给别人建议。为什么会出现这种情况？原来吃的东西让身体堵塞太重了，多吃些蔬菜，身体现在疏通了，他感觉轻松了，但是长此以往，脸色就不会好看了。

古人形容人面桃花相映红，人的面色应该是粉里透红透白的，粉嘟嘟的小孩都很可爱。现在我们天天看的那些病人，来一个，面黄肌瘦的，来一个，灰暗的，小孩都是那个面色，起码让人看着不太舒服。

健脾还有几种方式，给大家简单说一下。运动也健脾，还有艾灸、晒太阳，做艾灸、晒太阳都很好的，灸胃脘、关元、足三里，都是健脾的穴位。

湿气的治法。对无形的湿气，有一个方子叫平胃散，对还没有形成实的痰湿，也就是肉眼看不见的这种湿气，用平胃散去治疗。一般是舌苔很厚腻，容易肚子胀，吃点东西就胃胀，容易腹泻。无形的湿气时间长了就会变成有形的，比如说体内的脂肪肝、结石，可以说都和这个吃有关系。血脂高，就是血液里的垃圾有形了。最严重的就是形成肿瘤。我举过例子，我见过一家人吃保健品，是养生馆推荐的一款保健品，吃了几年，一家人全部得了癌症。其中有两个人经过我们一年的中药治疗，现在已经好很多了，我就让他们多吃素，保健品赶快停掉。

湿到了有形的程度，也有一个方剂是经常用的，你们可以买点备着，平常风寒感冒都可以用，特别是食积兼有外感，吃一包就好，叫什么呢？叫五积散，这个药也非常好。为啥叫散？一般叫散剂，就是在宋代的时候，一些医家为了节约成本，把中药汤剂都打成粉剂，让人吞粉吃。还有一种方式是煮散剂，比如一个方子几百克，他拿出十克来煮煮，效果也好，既降低了成本，效果还好，多好啊。现在都做成中成药了，更方便了。

平胃散和五积散这两个方子都是治湿气的，是最常用的。有形成实了，就用五积散，我们也用五积散治过癌症，效果也挺好。常年吃五积散，对癌症也有效，具体什么样的人适合吃还是要辨证的，只是说一般的是可以吃的，尤其是寒湿证的，吃这个有效。

太阴出现问题，最多的就是痰湿问题，垃圾问题，要清理垃圾。运动也是让它排泄掉的途径，有运动习惯的人，也不容易积累这些东西，因为排泄掉了。平时还有很多小办法，比如说经常喝陈皮水，也是行气的。喝茶不要喝寒凉的，不太赞成喝那些绿茶什么的。经常吃冷饮和一些高能量的食物容易形成痰湿。

第14课

六经——厥阴、少阴君火

上节课讲完了太阴,太阴就是脾和肺,主要是能量的输出,记住那句话"地气上为云,天气下为雨",很重要的。中医的象都是从自然界的象来的。

讲完了开,就开始讲阖了,也就是厥阴,很多人都不太讲这个,因为说不太清楚,但是按照我们的这个框架思路就比较好理解一些。通俗地讲就是煤气罐把阀门关上了,能不能关上?你想物资供应如果全关了,那这个人还有吗?这就是中医的变通之处,你是不可能完全关上的,自然界和人体一样,也是这么神奇。

其实这个"厥",它有多种含义。其中一个含义就是极寒,寒到一定程度了,到了最寒的程度了。厥阴是和什么配起来的?风木。在中医六气里面,大寒是一年六步气的开始,第一步气就是厥阴风木。少阳相火的运动,是收敛到地底下储藏起来,来年再发生,再升降再开始。但是阴气的运动,就如同你想把一个煤气罐完全关死,那肯定是不可能的,自然界也有一股能量,不让它完全关死,那在自然界当中是靠什么作为能量？在很寒的时候就出现了自然界给予的风木，风木就是能量，风就是能量，就是让你的阀门不完全关死，留点缝隙。你要完全关死，自然界就完全没有阳气了，就不能再开始新一轮的生命活动了。

人体也是一样，你输出完了，要是完全关闭了，那人还能活吗？一刻也不能活是不是？把这个问题想明白了就好理解了，自然界是靠什么不让它关闭的？靠风木。自然界给予的风木让冰化开，在人体对应的就是肝脏。

把这些问题想明白，马上就一目了然了。肝脏在自然界中对应的是春风，要像春风一样。一般人们讲肝脏，都说肝脏是调节情绪的、调畅气机的，其实肝脏有一个很重要的作用被忽略了。七十二候里面第一候叫东风解冻，东风其实就是春风，它为什么能解冻？因为有能量。

所以我们可以总结出来很重要也很容易被忽略的一个功能——温煦功能。一个物体，它在生发过程中，一定会释放出很多能量出来。人体和自然界的象一模一样，自然界中，春天一来冰河解冻，大地变得柔软。人体的血液像江河一样，血液也温暖了，大地回春，五脏六腑（内脏）都温暖了。

一个人要是血液寒了，是哪里的原因？是肝寒了，肝功能差了，如果五脏六腑（内脏）寒了，是什么原因？也是肝。你们好好想一想，明白了吗？举例来说，有的人尤其是女孩子，一年四季手脚冰凉，什么原因？原因就是肝功能下降，说白了就是血液寒了，不达四末。我们在临床治疗很多手脚冰凉，还有冬天生冻疮的患者，他们的末梢血管循环不好……这些病都是由血寒造成的，血寒的根本原因是肝寒。

再举个例子，很多女孩子来看痛经，我们就问她，"你月经正常吗？"她说："正常的。"我问："你痛经不痛经？"她说："痛经。"我说："痛经还叫正常？"她说："有不痛的吗？女孩子不都痛经吗？"她把一些不正常的，都当成是正常的了。

现在大家都知道机理了，痛经的原因，就是内脏寒了，说白就是自然界的土地寒了，对应到人体，女孩子就会痛经。所以人体如果内脏虚寒了，一定要知道是肝脏的问题，肝脏这股春风不能去温煦。

从三阴来说，在阴气要阖的情况下，其实是有一种力量在维持它，让人体始终保持一种春天的状态，也就是健康的状态。是谁在保持着？是肝脏！所以说肝脏太重要了。不学中医时，你可以简单理解成肝脏就是"管生气"的就行了，学了中医以后，一定要知道，肝脏的作用远远不止于此。

所以生活习惯不好，熬夜、吃冰，最后都伤肝，造成肝阳不足，肝阳不足以后，它就没有春风似的作用了，就不能温煦人体了，人体就会产生变化，第一血液寒，第二内脏寒。如果没有肝脏的作用，人就不会有生命力了，所以时刻想着肝脏一定要取象春风，要和春风对应起来，肝脏的所有问题就都解决了。我们后面会更详细地讲肝脏，因为肝脏的内容太多了。

在厥阴状态，就是要关闭能量输出，能量要储存起来的时候，是肝脏在维持着，让人保持健康状态。如果肝脏功能下降，或者肝脏虚了以后，就不能保持这种状态，人就会出现一种寒的状态，也就是像冬天一样的状态。冬天，江河、大地结冰，在人体来说就是血液寒了、内脏寒了。

其实还有很重要一点，就是情志。肝寒的人会有什么样的情志？容易生气、抑郁。这些都叫厥阴病，只要肝寒就叫厥阴病，现在厥阴病多不多？多！我们见到好多十几岁的中学生，一心想自杀，不想活了，他们的父母愁到什么程度？白天父亲，晚上母亲，轮流值班不睡觉看着他，一会儿不看着他就想跳楼，就去厨房拿刀子要割腕自杀，这其实就是厥阴病。一个人心中有一团火，那是一种什么状态？热情，积极向上。那如果一个人体内有块冰，肯定就很消极，情绪非常低落，就觉得人生什么意思都没有。

现在临床上厥阴病很多，在中小学生当中很普遍，主要表现是人非常消极。造成这种情况的原因第一是心理，心理长期有负面的东西会影响心脏，也会影响肝的生发，会压抑肝脏。第二是由于肝脏要时刻让人保持春天的状态，所以肝脏很累，是一个任劳任怨的器官，因此你不能让肝脏太疲劳，熬夜是最伤肝的。不管是中医还是西医大夫，只要知道你是有肝病了，都会让你卧床休息，不熬夜。第三就是饮酒，以及吃辛辣、冰的东西都伤肝。

厥阴病在治疗上是很有讲究的，讲《伤寒论》时再讲具体治疗，在这里分享一些比较简单的食疗方法，其中有一个比较好的方子，就是治没有"春风"的这种病。

当归生姜羊肉汤。用量：羊肉500克，生姜150克，当归15克。

这个食疗方就是适合肝寒证、厥阴寒证的，也是一个美容的方子，特别适合女性。比较适合在冬天吃，或者三伏天吃也可以，这个季节（秋天）一般人吃会上火的，但体质很寒的人可以吃。

如果女同志一年四季手是冰的、痛经、面色晦暗，就吃当归生姜羊肉汤。长期吃的话，首先你的手脚会暖，痛经会改善，还有很重要的一点，你的面部皮肤会变好，皮肤有光泽、红润，所以这个方子是给女性的美容方。你们冬天开始吃，要是吃上一个冬天，第二年体质会有大的变化。只要羊肉，别的肉都不可以，因为肉和肉的作用是不一样的。小孩吃会上火，这个食疗方太温补。

在《伤寒论》里，厥阴病有一个专门的篇章，内容非常多，我们在基础班的时候，就简单了解一下。你就想着厥阴就是冬天里来了一股春风，大地不能总是保持冬天的状态。在人体也要保持这种春天，让肝脏有这种温煦的作用，一定要记住肝脏有温煦的作用，不能只记得它是生发的。

总结一下，厥阴，就是阖，也是入。《黄帝内经》中说：

三阳，太阳为开，阳明为阖，少阳为枢。

三阴，太阴为开，厥阴为阖，少阴为枢。

这里关键是对"枢"的理解，"枢"就是枢纽的意思，说白了就是能量，能量是关键，就像打仗一样，兵马未动粮草先行。在阳里面，就表现为升降，在阴里面，就表现为出入，它们是都用开阖表示的。这样就一目了然了，什么是六经，这就是《黄帝内经》里提出的理论根据。这些应该比较好理解，我们是一步一步深入讲的，不是猛地灌输的。

讲完了出入，该讲少阴君火了，这个就简单了。阴气的出，关键是君火的作用，如果君火弱，就不可能完成能量的输出。所以要时刻保持君火的旺盛，君火是储存在五脏的，通过心肾相交的方式呈现。

第一节课我们就讲了，心肾不相交有几种状态：心火独亢、阴虚火旺、上热下寒、阴阳两虚。四种状态最终导致的终极状态就是阴阳两虚，也就是君火衰了。君火衰了，太阴的输出就会有问题，首先脾胃就会差，再发展肺气也会弱，肺阳弱，整体抵抗力就下降，那时候就要补君火。补君火，我们中医用四逆辈，主要是两个代表方，一个是附子理中汤（附子理中丸），一个是四逆汤。老年人感冒以后，先吃四逆汤一般不会有错。

有个例子，之前有个学生，他奶奶80多岁，去年的清明前突然昏迷。家里当时就有两种意见，他父母经常找我看中医，就比较相信中医，他叔叔、姑姑和其他一些亲戚，说要赶快送医院急诊重症监护室。他爸爸是老大，在家里说话比较有权威，就说我们就相信中医，不要折腾老太太了。他就来找我了，我说不管什么情况，先喝上四逆汤。他就给家里打电话，赶快先买四逆汤煮上，当天晚上就让老人喝。他赶紧回家了，回家之前买的汉方四逆汤，回去喝上两三天以后，这老太太就醒过来了。结果，他家就坚定信心了，说不送急诊重症监护是对的。这个老太太以后就长期喝汉方四逆汤，什么事儿没有，也能下地，自理都没问题。到什么时候又出问题了？八月十五，老太太吃得多了，结果那天走了。

再讲一个我亲身经历的例子。我爱人前段时间回老家了，我岳母的孙子生孩子过满月，四世同堂了，很高兴，就请老太太、亲戚朋友去大酒店摆满月宴。那时候我们山东老家天最热，由于她是太奶奶了，是最年长的，有什么好东西大家都敬她。其实在家这个老太太吃得很少，结果在满月宴上，这个也给她吃，那个也给她吃，正好她后面还有一个空调对着吹，晚上回家以后就开始发烧、呕吐、拉肚子，结果肾衰了，送到我们的市医院抢救好几天，医院抢救之后，出院就靠吃中药去维持，现在治疗得还可以。这是怎么造成的？也是跟吃有关系。

千万不能让老年人吃太多，如果你爱父母的话，一定要让他清淡饮食，少吃一点，千万不要让他吃大鱼大肉。现在没有饿着的病，学了中医后，我们都知道，吃下去的东西，脾胃运化不了，存在体内就都是垃圾，那人能不难受吗？

附子理中汤、四逆汤适合常吃，特别是附子理中汤，从夏至开始，吃一夏天都没问题，老年人秋天吃也没有问题。这两个都是增加能量的，都是增加君火的，还是体现我们中医的能量为先原则。老年人只要感冒，甚至有时候你看不出他感冒，他只要没精神了，你就让他吃四逆汤，是有好处的。因为老年人能量都不足，就要先补充能量，补充君火。

三阴和三阳最大的区别就在厥阴上。相火可以潜藏到地下去，但是君火的阀门是不能关上的，不关上就主要靠肝脏，这是需要变通的一点。

第三部分

能量（气火）运行的载体

第 **15** 课

认识肝脏

今天我们要讲下一部分，阴阳运动的载体（图3-1）。

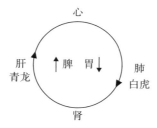

图3-1　圆运动示意图

这个圆运动示意图，要时刻记在脑子里。先讲一个小故事，是讲孙真人孙思邈的。可以在网上搜，有个降龙伏虎图。孙思邈有一次遇到老虎，老虎吃鸡，鸡骨头把喉咙卡住了，他怕虎咬，就在手上带了一个虎撑，是个像镯子一样，用铜做的铜箍，然后伸手把那个鸡骨头取出来了，老虎很感激他，整天跟着他。还有一次，东海龙王的儿子生病了，龙王夜里来敲他的门，请他去龙宫给龙太子看病，结果他也给龙太子看好了。所以龙和虎都很感激他，为了报恩，就成了他的坐骑，他到哪里都让他骑着，所以就有那么一个降龙伏虎图。

这个图是真的还是假的？假的。没学中医的时候，你们可以把它当成神话故事去看，学了中医，就不能这么看了。孙思邈不是叫孙真人么？什么是真人？也就是说，他已经能够合于自然，驾驭阴阳了。那怎么驾驭阴阳呢？其实驾驭阴阳讲的就是阴阳的升降。学过《易经》的同学都知道，左青龙右白虎，龙升虎降。所以说孙真人是能够驾驭阴阳升降的，只要驾驭了阴阳，合乎道了，你也可以是"神仙"。

人体上阴阳升降的载体主要是什么？主要是肝和肺。肝为青龙，肺就为白虎，龙升虎降，龙是主升的，虎是主降的。我们讲下山虎很猛，而龙是主升的，是行云布雨的。降龙伏虎图老百姓当成一个神话故事听，我们学了中医，要知道它的内涵是什么。把这些概念搞清楚以后，你对中医就比较好理解了。

圆运动这个图就是让大家知道，在人体管升降的主要是肝和肺，它们是升降的载体。我们都知道肝是主升发的，肺是主降的。圆运动这个图像一个车轮，中间还有一个轴心，就是脾胃。升降主要是肝肺和脾胃管着，这一点要清楚，有了这个铺垫以后就可以往下讲了。我们今天主要讲肝脏。

当说到肝脏，我们学不学中医的都知道，肝脏管发怒，所以怒伤肝。但这只是表层认识，学了中医以后不要只停留在这里。先看一看《黄帝内经》上怎么说的，"肝者，将军之官，谋虑出焉"。

中医的描述是非常准确的。能举出几个将军吗？我们一般说将军，都觉得很勇猛，冲锋陷阵的，在万马军中能取上将首级的，像张飞、关羽那样的。但是光勇猛不行，因为我们中医里面肝脏对应的五行是木。在《尚书·洪范》里，对木的定义是什么呢？叫"木曰曲直"。什么意思啊？就是不只能伸，而且能屈。毛主席有一首诗写"春风杨柳万千条"，非常柔软，非常柔韧，那才是木，光是那种很勇猛的，只能代表木的一个方面，所以说"木曰曲直"。

只伸不行，只是将军还不行，还有"谋虑出焉"，加上这一条，那么谁就不是将军了？那些一点计谋都没有，只会使蛮力的，就不是将军了。能够运筹帷幄之中而决胜千里之外的才是将军。

中医的认识非常全面，要有勇有谋。肝脏也一样，主升发的，但不能无限制地去升发。无限制地去升发，中医叫"亢害无制"。我们生活中也能看到很多这样的例子，比如大怒以后得病的，非常多，一怒以后血压升高了，血管爆了，人偏瘫了、中风了、口眼歪斜了，太多了！所以说，将军光勇猛不行，还要能屈能伸，要有勇有谋，该升的时候升，该降的时候降，这是对肝脏的认识。

这样的认识全面吗？还不全面。刚才讲的所有的话题，都是怒伤肝，因为怒就是主升的。我们既然要学中医，那对肝脏的认识绝对不能仅仅停留在表面上。没学中医的老百姓可以这么理解，只知道怒是伤肝的。那我们对肝脏要怎么理解呢？下面我们来解析。

我说学中医一定要学传统文化，要读圣贤书，它和传统文化的理论都是相通的。对肝脏的解析要从《道德经》上的一段话开始，"道生一，一生二，二生三，三生万物，万物负阴而抱阳，冲气以为和"，这段话是什么意思呢？

"道生一"，道就是无，因为它是无形无相的，我们没有办法去认识它。道是空，但这个空不是完全空，它里面是能生万法的，是本自具足的，说白了就是里面什么都有，表面是空的。

但是我们可以认识道吗？可以！道生的一，一是什么？一就是德，也就是说我们通过它产生的德来认识道是什么样的。什么是一？一就是没有分别，所以说什么样的人是高人？就是没有分别心的人。有首诗"松下问童子，言师采药去。只在此山中，云深不知处"。童子是我们的老师，童子是什么？童子是一。我们想去求道，你必须向童子去学习，因为我们中医认为七岁以下的小孩，是阴阳未分、混沌未判的，你得向童子学习，那童子的老师是谁？是道。道随处都在，但是你是见不到的，所以说"只在此山中，云深不知处"。

"一生二"，这个最简单，二是什么？阴阳、天地。阴阳初判，天地生了。关键是"二生三"的这个"三"是什么？这个问题就来了，大部分的解释是三才，天、地、人。当然学术的东西我们不去争论，但是我不太赞成这种说法。这种说法认为人是万物之主，人可以改造世界，人处于天地之间，是自然界的主人，是万物之灵，这种认识对不对呢？有一定的积极性在里面，大家可以考虑，但是我认为不太合适。人类往往过高地认识了自己，总认为自己能够改变一切，能够战天胜地。但是《道德经》上说得很清楚，"天地不仁，以万物为刍狗"，也就是万物是平等的，人和一个小小的病毒，都是生物，都是平等的，这就像佛陀说的众生平等一样。所以人不可能是天地间的主人，这个大家可以去思考。

那这个"三"是什么？我谈谈我的认识。不是有天地阴阳吗？它是互相对立的两方面，这两种对立，互相冲撞，就会产生气体，这个气体我们中医叫风。《黄帝内经》上有九宫八风，有九个方位，有八种风，其他的风我们不去管它，只说在正东的风叫什么？叫婴儿风（图3-2）。其他的风有谋风、刚风、凶风、折风等，那些风都不柔和。这些风里面，有一种很柔和的风，所以这个"三"就是阴阳加上这种"和风"，很柔和的一种风。

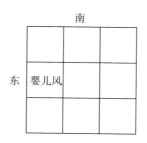

图3-2　婴儿风方位示意图

这种和风，会加速柔和天地相交，就是促使天地相交。如果不好理解，你可以想想春天，七十二候第一候是东风解冻，就是春风来了以后，自然界万物复苏了，这种复苏是由于春风加速了天地的柔和。换一种说法，也就是这种春风，是天地交合的媒介。你可以想想南极北极有没有风？有，但是它不是春风，所以天地就不交合，万物就不能生长。中原地区这种春风就比较明显，西北部就少一些，西风比较烈，所以万物生长就少。

所以说"三生万物"这个"三"是阴阳再加上春风，就是这三种物质产生的万物。通俗一点说，这种春风像媒婆一样，把天地阴阳融合在一起，然后天地交合，产生能量，促使万物生长。

"万物负阴而抱阳"，什么意思？任何一种生物，它必须是一种什么状态？阴在上阳在下，负阴就是在我们背上背一个阴，抱阳就是下面抱一个阳（图3-3）。

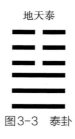

地天泰

图3-3 泰卦

这个卦象就是地天泰卦。只要是一个生物，必须是阴阳和合，阴阳交泰的，如果不是阴阳交泰的，这个生物不可能存活，不可能生长。任何一种生物都是以一个泰卦的形式展现出来的，这就是"万物负阴而抱阳"。

那是不是这样呢？我们可以举个例子，你研究中医，其他的不用研究，就研究各种生物，看它是不是负阴而抱阳，是不是地天泰的形式。我们的老祖先不会骗我们的，只是我们没去研究，因为我们是学中医的，我们就研究一下人吧。

我们背部是什么？背部是阳，那么背部有什么？督脉。督脉是一个阳脉，是主导阳气运行的，督脉上有多少个穴位？督脉上有28个穴位，对应28星宿。你可以问问那些练气功的、修道的，他们都知道。28个穴位对应一个月当中的每一天，练气功的都会有感觉。28星宿是阴气的运动，也就是星球的运行，是它的住宅每天运行到的地方，它住在那个地方，所以是不是负阴？

我们的前面是什么脉？任脉，任脉里面有多少穴位？24个，对应二十四节气，二十四节气就是阳气的运行。所以说哪一个节气到了，那个对应的穴位就会动，或者有感应。这么一看，我们人体是不是负阴而抱阳？

我没学中医的时候也读《道德经》，但是那时候，只是表面去读，当我学完中医以后再读，感觉就不一样了。我们引用了《道德经》上的好多段话，我觉得要没点中医基础，真是不太好懂，不太好理解。

生命体是以泰卦的形式而展现的，地天泰，就是阴阳要交合，阴阳不交合，这个生命体是不可能存在的。老子还怕你不明白，最后又加一句叫"冲气以为和"，就是你具备了地天泰的形式了，能不能交合呢？不一定，还必须有一种冲和之气，冲和之气就是我们说的春风，或者说和风也行。我们说的惠风和畅是一种状态，只有在这种状态下，天地阴阳才会交合，没有这种状态，天地阴阳是不可能交合的。所以说，只是具备万物负阴而抱阳了，具备这种地天泰的形式了，但是没有这种冲和之气也是不行的，是不可能交合的。

对应我们人体的肝脏，有了这个基础，我们就好理解肝脏了。肝脏属木属风，我们对肝脏表层的认识是怒伤肝，再往深层次去看，肝脏是心肾相交的前提条件，这句话才是关键，讲了半天这个才是实质，就是心肾要相交，肝脏必须处在一种柔和的春风状态。如果你经常生气发怒，表面是伤肝，其次是什么？心肾不交。

你见没见过一个修行的人整天生气？佛陀讲要戒贪嗔痴，其实是哪个放第一位？嗔放第一位。佛教讲"一念嗔心起，百万障门开"，因为你一生气肝脏就不是春风了，心肾本来是相交的，这下阴阳分离了，能量就归零了，心肾不相交哪里还有能量啊！所以说你一生气，你的障碍就多，为什么障碍多？很简单，就是没有能量了，没有能量了你的障碍才会多。从中医的观点，你一念嗔心起，心肾就不相交了，就没有能量了，按世俗法来说，就是各种障碍困难多了，按人体来说，就是你能量低了以后，各种病都会产生。

　　佛教还有一句话叫"火烧功德林"，功德就像你家的能量一样，让你能量满满，让你干什么都顺，你也有福报，身体也健康。但是当你一生气，所有的功德就都没有了，也就是所有的能量都没有了，你的困难就会多。你早上生气，一出门开车出事故了，迟到了，到公司老板就批评你，一批评你这个月奖金就没有了，一连串的，你看到的好像是表象，其实是你的能量低了。

　　你看中医对这些都有认识，只是我们没有去深层思考，就是你一生气、一发怒，嗔心一起，就打破了"冲气以为和"这个条件了，你身体本身处在一个泰卦的形式，但是没有这个前提条件了，就没有这个状态了。

　　所以说养生就是养肝，只要肝脏时刻处于春风和煦的状态，怎么可能秋天没有好收成呢？你看一些企业家的办公室，都喜欢贴一幅名人字画"惠风和畅"，就是说你始终保持这种状态，肯定会有所收获的，能量肯定会高的。

　　通过《道德经》的"三生万物"来解释肝脏的状态，理解了这个以后，肝脏就基本认识清楚了，不会仅仅停留在表象上，只知道怒伤肝了，怒伤肝的真正意义是什么呢？就是这句话：一念嗔心起，百万障门开。这个就是我们认识肝的前提条件，肝脏的问题非常多，下节课我们要讲肝脏的功能。

第 16 课

肝脏的六大功能

再补充一点风的重要性。在某种程度上，我们可以说是风生万物，你们有兴趣，可以看看《黄帝内经》的九宫八风。

只有东风叫婴儿风，为什么起这个名字？因为它很柔和、柔软。其实，原来我一直有个困惑，有阴阳就应该有万物，为什么不是阴阳生万物呢？这里可以看出古人的智慧，古人认为只有阴阳还不行，还缺一样东西。缺什么？缺风的作用，当然这是我的理解。

九宫八风，一共有八种风，这八种里面只有一种风是利于万物生长的，就是婴儿风。其他各种各样的风，像中国北方的风，叫北风，也叫凶风、折风，它不利于万物生长。婴儿风是种柔和的风，利于万物生长。

老子已经认识到万物负阴而抱阳，你可以在这方面去搞科研，看其他生物身上是不是也负阴而抱阳。老子以他的智慧已经看出了万事万物都负阴而抱阳。但是，光负阴而抱阳还不够，还需要一种冲和之气，也就是还需要一种春风。这三者合起来，万物就开始生长了。

明白这个道理以后，就不会生气了。从能量角度看，一生气能量瞬间化成零。不只是生病的问题，你出门就可能遇到困难。佛教说得非常对，"一念嗔心起，百万障门开"，你能量低下了，障碍就多了。

下面我们看看肝脏的功能，有些很好理解，上节课我做了一些铺垫，会加深印象。

1. 肝主生发

肝的第一功能是主生发。在五行上是什么关系呢？水木火土金，水是滋养肝木的。中医有个名词叫"滋水涵木"，木是生长在水里的，水主要是涵养木的，所以肝脏是一个非常有能量的器官，这个树木，你不让它长都不行。举个例子，春天去郊游，你搬开一块石头，看到下面有小草，石头压着它，它也要从别的地方长出来。因为它有这股能量，它要释放，生发过程其实就是能量的释放过程。

一个人的生命力，可以用什么来判断？用生机来判断。所以养生就是养肝，人衰老的标志就是没有生机了，我们中医讲就是肝脏先衰了，当然根本是肾的能量减少，但是表现在肝脏先衰老了，所以说养生就是养肝。举个例子，女同志都喜欢去练瑜伽，瑜伽教练都要给你拔筋，说筋长一寸，寿命就延长几年，其实就是在说养肝的道理，就是让你有生机。养肝的第一条就是别生气，戒嗔。

从这方面说，所有的病都是生机受挫了。刚开始讲《伤寒论》的时候，我说人受寒以后喝小青龙汤，是肝郁了，马上有同学反对，说明明是受寒，是伤肺的，怎么是肝郁呢？我讲所有外感邪气，最后郁的都是肝脏，一定要明白这个道理。这点很好理解，你可以想想，我们治感冒都用什么药？祛风药，比如防风。祛风药有几个作用？既能治感冒，还能疏肝，还能升阳气，还能解郁，是不是道理都是一样的？所以，肝脏的第一功能就是生发。

2.调畅气血

我们举过例子，春天第一候叫东风解冻。肝脏在上升的过程中，会释放出很多能量，用现在的话说，就是在发展中解决问题。一个国家也好，一个团体也好，会遇到各种各样的困难、矛盾，但是，只要发展，什么问题都可以解决。肝脏就这样，它在上升过程中，会释放出很多能量。东风解冻，河水都结冰了，春天一来，河水就开始流动。

人体也是这样，它在生发过程中，气机也会调畅。中医讲气行则血行，气为血之帅，血为气之母。气是怎么产生的？是通过血液产生的。很多人都知道，一生气肝就郁了，肝郁是什么郁了？是气郁了。刚开始是气郁，郁的时间长了，慢慢发展成气滞血瘀，也就是从无形到有形的变化。刚开始说气滞，是看不到的，到血瘀就能看到了，西医检查，可能就有结节、有增生，再严重的可能就有肿瘤了。所以，这些都是肝脏的原因，肝脏调畅气血的作用，就像大自然河流畅通一样，肝脏的这种状态是非常重要的。

3.心肾相交的前提条件（状态）

如果春天没有惠风和畅的状态，自然界到秋天就没有好收成，自然界的灾害就会多。人的病象都来源于自然界，取自然界的象，都能联系起来，任何一种人体的象都能在自然界找到相同的象。如果找不到，是你悟得不深。自然界的惠风和畅，我们只是看到春天来了，万物生长了，其实，是它加速了天地的融合，我们可以把它理解成媒婆。

一个媒婆，首先要具备的条件是什么？脾气要好，会说话。要是媒婆脾气不好，跟一方说："你愿意不愿意，不愿意拉倒。"这样行不行？肯定不行。你看我们中国产生的这些职业，都和中国的传统文化很有关系，古人都是遵循着传统文化的智慧来的。

一定要知道，表面是伤肝了，其实本质是让你的心肾不相交了。我们再三说，一个健康生命体要和合，我们不提倡斗争，中医是最不提倡斗争的，所以我也不提倡阴阳平衡的这种理论，而是要提倡阴阳和合。你一生气，阴阳就分离了，阳往上走，阴往下掉，阴阳一分离，这个人还能健康吗？肯定不会健康的。中医讲的是和合，是包容、融合，这是中医最根本的观点。

4. 肝主藏血

肝脏主生发，刚才讲滋水涵木，从五行理论来讲，得有物质基础。肝脏有储存血液的功能，它像水库一样，有调节血容量的作用。所以《黄帝内经》上讲"肝受血而能视，足受血而能步，掌受血而能握"，这些都是由于肝藏血的作用，也就是说在人需要的时候，肝脏就开闸放水，把血放出来，供给身体的需要。《黄帝内经》还说说"人卧血归于肝"，你看人体奇妙不奇妙，在你不需要的时候，你一休息，血液就归到肝脏储存起来备用了。

中医和西医的认识是一样的，只要有肝病了，就要卧床休息。一卧床休息，血液都归在肝脏里边来滋养你的肝脏，你恢复就快。你在有肝病的时候还不休息，那耗散更多，是不是？

现在是秋天，秋天属金，金克木，本身肝脏就虚。所以，秋天你要是还很辛苦，还拼命去熬夜，那对你肝脏的伤害比平时要重好多倍。所以，秋天千万不要再这么拼命了。

举个病证，女同志比较多见，就是晚上睡觉的时候，腿老是想动一动，没地方放一样，中医叫木乱，就是没处搁、没处放，酸痛酸痛的，老想着用手捏一捏、敲一敲。西医有个病名叫不宁腿综合征，归为神经问题，常用维生素 B_{12} 缓解症状。大家从中医的角度想是什么原因？人卧则血归于肝。如果你血虚了，那血归于肝以后会怎样？你的四肢作为远端就得不到血的滋养，四肢就会麻木酸痛。中医看这类病太简单了，主要是补血，喝点四物汤、吃点阿胶就好了，这种病太多了，很多女同志都有这个病，因为现在血虚的比较多见。

肝是主藏血的，一定要知道它像水库一样，它能调节血容量。所以，秋天要补肝。秋天以后会感到眼睛干涩，肝开窍于目，你一熬夜，第二天眼睛干涩就比较重，秋天可以多吃点枸杞。

5.罴极之官

肝，还有一个称谓是罴极之官，罴（pí）是一种很有力量的熊，也就是说肝脏是一个任劳任怨的器官。人体整个生发、整个生机由谁所主？由肝脏做主。所以说，它是很有力量的。它也很容易疲劳，时刻还要保持春风的态势。所以说，任何一种很疲劳的工作或疲劳的状态，最后都会伤到肝。

我们都熟悉的焦裕禄，没日没夜在兰考县战风沙、战盐碱地，他真是一个好干部，最后得了肝癌，很疲劳的人，最后都会伤到肝。肝脏是罴极之官，就是劳累的极限到了，就会在肝脏上反映出来。

所以一定要有张有弛，现在这个社会太卷了，我们自己要学会调节。我跟一些熟悉的病人聊天，我说你去出去旅游吧，他说不行，我今年的假没有了，我今年有业绩目标得完成，都这样说。现在不休息，等你到有病的时候，再拿钱去换命去。

为什么不管中医还是西医都说肝生病都很重，为什么肝病很重？因为肝脏的功能，它是心肾相交的前提，所以肝脏生病不光是伤在肝脏。

养生一定要保护好肝脏。我们主要讲两点，一个是嗔，戒嗔，不生气。第二不过劳。其实肝脏的再生能力是很强的，在所有的器官当中，有再生能力的只有肝脏。肝叶是可以再长的，肝脏有病，你切一块以后它还能长，其他器官是没有的。从这一点来说，它的再生能力强，也就是说它的生发力很强。但是，你要伤到一定程度以后就没办法了，它升不起来了，所以一定要注意，情绪保持舒畅，不过劳。养肝最好的方法，是不熬夜，你准时睡觉就行，11点之前一定要睡觉。

6.温煦作用

这一点，也是教科书上没有的。其实我已经反复讲了，春风一来，东风解冻。肝脏是主生发的，往上升的，它在升的过程中，要释放出很多能量来。它释放出的这些能量对自然界有温煦作用。我们先想自然界，从立春开始，你就可以明显感觉暖了，先是从地面、河水开始，"春江水暖鸭先知"；然后再慢慢往上升，"二月春风似剪刀"；再往上升，到三月以后，春分左右，阳气已经在空中了，上升到地面上去了，那时候放风筝就能飞起来。为什么冬天不去放风筝？秋天放也不行？因为春天阳气在往上升。

南怀瑾老师的书里说，每年阳历四月的时候，属于乾卦，纯阳无阴，他说他打坐时，能感觉到阳气在人体的上部十几丈高。所以自然界就是从春天开始释放这些能量，温煦整个大自然。同样，肝脏也是这样，它在生发的过程中，很有能量，它要释放出来温暖你的血液和脏腑，血液相当于自然界的河流，脏腑相当于自然界的土地。人体与自然界没区别，中医的象都是自然界的象。

如果是在春天，这个人手脚还是冰凉的，肯定是肝的生发能力不足，肝虚了，或者是内脏虚寒，最典型的表现就是女孩子的痛经，一般人会说是宫寒，那宫寒是怎么造成的？是肝寒造成的，一定要知道这个事。

我们再三说，中医是不提倡吃凉东西的。春天，生机是要往上升的，我们不能扼杀生机，只能顺应它的趋势。防感汤推荐两个，一个是甘草干姜汤，一个是桂枝汤，都是助生发的，一个作用在脾，一个作用在肝。

春天本来是升的，你用寒凉压住它，那能好吗？你想想这个道理，中医的道理就这么简单。肝脏主生发，你总去扼杀它的生机，又生气，又熬夜，再吃冰，你想想会是什么状况？

如果没有肝脏的温煦，人的生机就会很低下，人的生机低下，抵抗力就会低下。如果生机旺盛，人一般不会生病，一旦生机低下了，整个人的抵抗力就都低下了，外面一有风吹草动，有什么传染病首先得病的就是你。

　　肝脏的功能就是这六点。其实只要了解，肝脏所有的功能都在生发和心肾相交的前提条件下。肝脏的作用无非是让你的身体保持一个很好的状态，这个状态也是泰卦的状态。泰卦是什么状态？上节课说了一半，这节课再说一点儿（图3-4）。

地天泰

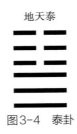

图3-4　泰卦

　　从这个卦象看，你可以想到什么？

　　（1）阴阳天地相交。

　　（2）阴阳均衡。三阴三阳，阴阳处在一种很均衡的状态。

　　（3）向上的生命力。因为这个阳是往上的，正好就是肝脏春天春风的这种状态。

　　无论是治病或者养生，其实追求的都是泰卦的状态。这种状态谁决定的？肝脏决定的。所以你不要简单地看待泰卦，它里面包含好多意思。第一，阴阳相交。第二，阴阳和合、平衡。第三，光平衡还不行，天地否卦也阴阳平衡，但是天地闭塞不通（图3-5）。

天地否

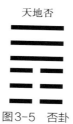

图3-5　否卦

　　所以，通过自然界取象，就更好理解了，这是整个肝脏的状态，天地相交的那种春风状态，它是一种媒介。

第 **17** 课

肝脏的病证

圆运动的主要载体，一个是肝，一个是肺，再就是脾胃。左青龙右白虎，先讲升（肝），再讲降（肺），这节课接着讲肝脏。

上一节课讲肝脏的功能，我们回顾一下，肝脏都有什么功能？主生发、调畅气血、心肾相交的前提条件、主藏血、罢极之官、有温煦作用。

下面我们接着讲肝的病证，肝的病证有哪几大类？

其实我们学完肝脏功能以后，总结起来就非常简单了。对比其他脏腑的病，可以说肝脏病证是涉及面最广的。其他脏器生病了，都很有局限性，像肺部生病，主要表现为呼吸系统的咳嗽、喘。但是肝脏生病了，全身都受影响，为什么呢？肝脏在五行当中属风，风的特性是"变动不居，善行而速变"，风是变动不居的，是走动的。在临床可以见到一个人肝郁了以后，有咳嗽的、不想吃饭的、腰痛的，还有老年人生完气以后，浑身窜着痛的，哪个地方都痛。也就是说肝脏生病了，全身哪里都不舒服，是影响最广泛的。而且它还是心肾相交的前提状态，所以说整个能量低了，什么问题都来了。但是也有规律，总结起来有三大类。

一、肝郁

最多见的就是肝郁，本来想生发，但生发不了，就郁在那个地方了。因为肝是主生发的，几乎所有的病证，都会影响到肝的生发，所以肝郁的情况太多了。

1.有哪些原因可以造成肝郁

（1）外邪（外邪的代表：风寒湿）

感冒也可以造成肝郁，感冒虽然是侵犯身体的皮毛，侵犯肺部，但是它本质上是造成肝的郁滞。我们一般用祛风药治感冒，祛风药还可以疏郁、升阳气，也就是说同样的一种药有几种作用。

其实我们中医治感冒的本质是什么？说白了，就是疏肝。重复一遍，我们中医治感冒的本质就是疏肝，只要肝疏通了，郁打开了，感冒就好了。中医都是从本质上下功夫。我们看一下风寒感冒颗粒，里面的成分是什么？大都是防风、柴胡、葛根等祛风药。

（2）情志（思虑）

一般人所说的肝郁，其实就是情志上的问题。这种情志不一定都是肝的问题，思虑多也可以造成肝郁。有人说最近也没生气，怎么郁的呢？可能最近比较劳累，思虑过多。中医有个名词叫"思则气结"。思虑多，气就堵住了，也需要去疏通。

我们一定要扩大对肝郁的认知，不要认为只是生气造成的。像这个季节（秋天），喝点玫瑰花水比较好，为什么？因为秋天属于金气，金克木，会压抑你体内的木，木受到压抑了，就容易肝郁。

（3）脾湿

想想人体圆运动，影响肝升的都有哪些？脾湿、脾虚。脾不升，肝也不升，一定要知道。所以说脾不好的人，容易肝郁，同样湿气重也容易造成肝郁。举个例子，有很多男同志比较肥胖，大腹便便，喜欢喝酒，应酬多，他们找我看病，进门第一句话会说，"我最近肝火旺，老爱发脾气，睡不好觉，烦躁"。但他的舌苔又白又厚，天天吃得很油腻，也能吃，大便一般稀溏，什么原因？是脾湿太重造成的肝不升，因为肝本身是想升的，但想升又升不上去，就郁了，郁而化火，就总想发脾气。肝脏就是这样子，它想做的事情做不成，就像人一样会感觉烦躁，使人总想发脾气。

在自然界也可以取象，比如说天天太阳高照，好多天不下雨，树木都烤得焦枯了，属于肝火；但是反过来，天天下雨，树都泡得掉皮了，树叶也会落下来，这种情况就是脾湿造成的肝郁、木郁。所以这样的病人是肝火旺吗？给他泻火行吗？不行。这个时候给他健脾祛湿，自然就好了。

任何一种病象在自然界都能找出同样的象，这是学中医的一个方法论。现在肝火旺的人几乎是没有的，这跟我们所处的环境、生活习惯有关系，到处都是冷气，爱吃冰的东西，造成脾寒湿的情况比较多。

2.肝郁以后容易出现什么情况

（1）克脾土

肝郁以后，第一是克脾土。只要肝郁的人，脾土没有好的，为什么？就是一个木和土的关系，木克土。所以一生气就会胃痛、腹痛、腹胀、腹泻、不想吃饭等，都是由于木克土的原因。肝和脾的关系最密切，它们是同进退的关系，要升都升，要不升都不升，都堵住，脾郁，肝也郁。一个人想办事办不成，是不是烦躁啊？他"郁"在那个地方，就会拿谁撒气？拿比他弱的人撒气。比如公司的副总，刚让老总批评完，正在郁闷着，来了一个员工向他请示工作，他就有可能在这个员工身上撒气。中医是讲理的，是很通俗的，人体也是这样，它能打得过谁就在谁的身上撒气，木能克土，木出了问题，就先去欺负脾土，就那么简单。

（2）化火

肝是有能量的器官，它郁在那个地方，会把能量郁住，它要释放，它要化成火。很多人生气以后，口干舌燥、咽喉痛、耳朵痛、便秘等，这就是肝郁化火了。这个能量，没正常去释放，但它也要释放出来，这种释放出来的能量就是一种垃圾产生的火。会化火说白了就是上火，这个上火不是真正的肝脏上火，是郁而化火。

（3）出血

之前也举过例子，比如小孩感冒，感冒几天以后突然出鼻血了。妇女在经期，如果很郁闷、很生气，月经量也会大量增多。这些都是出血，就是肝脏的疏泄失常，会出现出血症状。还有一些人生气以后，或者劳累以后，特别是在秋天，第二天一看眼睛红了，那也是出血。

因为肝脏是有能量的器官，这股能量冲破血管以后，会在你血管最薄弱的地方造成出血。一般血管比较薄弱的地方是哪里？鼻黏膜比较薄弱。那再扩展一点，很多老年人肝郁，生闷气以后突然晕倒了，这是脑出血了。

（4）动风

因为肝脏是属风的，人生完气以后，有时手会颤抖，《黄帝内经》讲病机的地方有一句话叫"诸风掉眩，皆属于肝"，就是所有风的症状都是肝造成的。这个"诸风掉眩"不一定非要理解成颤抖，头晕、耳鸣、睡不着觉，这些都是动风的症状。

肝郁的情况是最常见的，因为肝是主生发的，人体几乎所有的病证都影响他的生机，造成他生机不利。所以《伤寒论》里论述太阳病的篇幅最大，也就是生机不利的病最多，有外感的，有脾胃不好的，都能造成这些情况。肝郁的情况在临床太多见了，几乎所有病证本质上都是肝的郁滞，所以说要疏通。

二、肝生发太过

这种情况就比较简单了，基本上都是和情志有关，也就是中医讲的"怒则气上"。岳飞的《满江红》中写"怒发冲冠"，你看这个力量大不大？一生气把帽子都顶掉了，虽然是夸张，但是确实是这个道理。这个气是往上冲的，我们临床确实见过一生气头发都竖起来的情况。这是一个表象，生气以后真正会造成什么？我们还是讲阴阳的本身是和合的，怒则气上，气上是阳往上走，既然是阳往上，那阴就往下掉了，心肾就不交了，也就是阴阳分离了。一个人骤然地阴阳分离会怎么样？严重的甚至会死掉，如果瞬间暴怒，瞬间阴阳离决，人就死掉了。所以说不能生气，一生气生发太过了，表面看是伤肝，其实是造成了阴阳分离，人的能量迅速下降，能量低就会困难多、障碍多，如果是瞬间分离，人甚至会死掉。

聊点轻松的话题，《西游记》是很有智慧的一部书，如果能把《西游记》看懂，就会增长智慧。孙悟空是大师兄，是谁把他压在五行山下面的？我的看法，真正压他的是他自己，他的嗔心太重了，他自己把自己压在五行山下。五行山是什么？贪嗔痴慢疑，如果你自己没有贪嗔痴慢疑，能被压住吗？压不住的。最后他怎么出来的？他是自己出来的。压在五行山下，刚开始他在骂，骂谁？骂如来、骂玉皇大帝。他说："你们不地道，把我放出来，再大战300回合。"他还觉得自己是天下武功第一。后来他不骂了，开始思考了。最后他心想是不是我错了，开始忏悔了。他一忏悔如来佛就知道了，说东土大唐，有个金蝉子的转世，让孙悟空跟着来一起取经，磨练磨练他。所以孙悟空是自己救的自己。人如果自己不认错，想摆脱这个束缚，是不可能的。我认为《西游记》是一本非常有智慧的书，一定得好好看，里面包含了很多做人做事的哲理。孙悟空不忏悔的话，出不了五行山的，也就是说你自己忏悔以后，贪嗔痴慢疑就消掉了。

在短时间内生发太过的情况非常危险，比如突然脑出血，经常造成偏瘫，这都是生发太过了，瞬间生发太过造成阴阳分离了，具体表象上是血管里的压力升高，然后冲破血管，造成脑出血。所以说《黄帝内经》还有一句话："大怒则形气绝，而血菀于上，使人薄厥。"为什么"形气绝"？是阴阳分离了。"血菀于上"，血突然冲上面去了，气随血行，气血都涌到上面去了。"使人薄厥"，这个"薄"就是迫、逼迫的意思，迫使人发生晕厥，突然阴阳不相续了。

我问过小朋友学完中医是什么体会？他们说第一不吃冰了，第二不生气，这就是具体体现，能掌握这两点就很好了。现在流行的一句话是"生气是拿别人的错误来惩罚自己"，现在我们知道其实比这个更严重，生气等于是拿自己的能量、自己的枪支弹药来打自己，遭受的损害是双倍的。

三、肝脏生发不及

有太过就有不及，想升但升不上去，就是没能量。女同志痛经，气色暗淡，春天一摸她的手，手很冰，这就是因为生发不及，也就是说肝的温煦作用低下。一个形象的比喻，就是把血比喻成河流，把内脏比喻成土地，肝太寒了，体内的血管、内脏都是很冰的，这样人能舒服吗？

自然而然地想到一个情志问题，体内有块冰，会是什么心情？现在很多人，老想自杀，我们见到好几个了。比如十几岁的小女孩，父母是24小时看管，白天父亲看，夜里母亲看，一有机会她就要死，不想活了。什么原因？中医叫厥阴病，就是肝的能量太低了，情绪很低落，觉得活着没意思，就是现在说的抑郁。不要小看这个情志，如果一个人天天老是想唱歌、老是想笑，这个人肯定肝脏生发能力很好，很健康。如果一个人天天闷闷不乐的，干什么都提不起精神，肝脏的生发之力不足，这就是病态，中医叫厥阴病。我曾经开出一个食疗方子，非常好的一个方子，治厥阴病的——当归生姜羊肉汤，经常吃这个方子是非常好的，它是暖肝的，既能改善气血，也能温暖内脏，让手脚都暖，也能治疗痛经，有很多女孩子光吃这个方子，痛经都能治好了。

　　这就是肝脏的病证，我们统计了三大类，几乎所有的病证都能在肝脏上表现出来，所以肝脏是受病和症状最多的一个脏腑。因此养生就是养肝，让自己的肝脏始终处于一种春风状态，至关重要，春风状态表现出来的，就是笑容像春风一样。

第18课

肝脏的五行类比

中医有几个重要的方法论，五行类比法，也就是取象类比的方法，就是中医认识事物的一个很重要的方法论；还有司外揣内的方法，就像黑箱理论一样，从外面能推测出里面是什么样的，这也是很重要的；再一个是从局部认识整体的方法，用现在的话说就是全息论，比如摸脉、看舌头，都是从局部看整体。这是中医很重要的几个方法论，这几个方法都已被证实是非常科学的，以前有人认为中医不科学，现在科学越发展越证明中医是非常科学的。

1. 五行：木

肝，五行属木。木曰曲直，也就是能屈能伸。一般理解肝脏，是只能伸不能屈。春风杨柳万千条，非常柔和优美，在人身上最能代表这种屈伸特性的就是筋，中医讲肝主筋，所以我们讲肝为"将军之官，谋虑出焉"，只有勇还不够，还要有谋。一定要知道这个木是能屈能伸的，所以说木曰曲直，这是《尚书》上说的。

肝主宗筋，人的生殖器属于宗筋，所以中医要治男性的一些生殖系统疾病，比如阳痿，也从肝上去论治。现在遇到生殖系统疾病，人们经常盲目地去补肾，其实有些不是肾的问题，盲目补肾是不对的。

还有一个不错的比喻：击鼓，"咚咚咚"的，让人热血沸腾，那个鼓声就是木音，让你升发的。不是有一个《曹刿论战》吗？"一鼓作气，再而衰，三而竭"。而金的声音，一听就让人疲软，就想收了，所以是"鸣金收兵"。木就是升，金就是收。

2.方位：东

肝在方位上对应的是东方，东方属木，正好也是太阳升起的地方。

3.五色：青（绿）

肝在五色属于青，说绿色也可以，都一样的。春天生机盎然，都是绿色，你可以想象看到绿色是一种什么心情？生机勃勃，就给人一种很向上的生机。

中医现在搞科研，也做过这种试验，就是针对有肝病的人，把病房分两块，一部分就是纯用中药或其他疗法治疗，另一部分，房间全部涂上绿色或者黑色。两个组去对比，治疗一段时间，房间是绿色的或黑色的那组患者，恢复得就快一些。这也能证明中医理论，青色（绿色）是入肝脏的，对肝脏有补益作用。所以有肝病的人，衣服要穿绿色、黑色，这样有好处。黑色属肾，肾之水能涵木。白色就不好，白色就克肝。

4. 卦象：震、巽、离

肝对应的卦象有震、巽、离，都是非常有力量的现象，风雷电都是非常有能量的，所以从卦象上就能看出来，风雷电正常还好，如果不正常，又打雷又闪电又刮大风的，你说伤害大不大？所以肝脏病对人体造成的危害也大。另外，风雷电都是非常耗能量的，就像得了一场大病一样，非常消耗，耗散你的能量。

其他脏腑有病，常常仅局限于那一个系统，肺的病仅限呼吸系统；脾胃不好，仅限于消化系统；肾脏不好，一般都是泌尿系统有表现；只有肝脏不好，全身哪儿都可能不好。比如说一个人生气了，可能会咳嗽、吐血、胃痛、腹痛、腹泻，而且怒本身就伤肝，生气以后就会有胁痛，也就是肝区疼痛。

这就是我们说过的嗔的危害，"一念嗔心起，百万障门开"，现在你们对这句话有更深一点的理解了吧。要是没学中医，可能感觉这是宗教劝人向善的，让人别生气的。但学中医之后，你就理解了，它还是一种能量观，生气以后，心肾不交，能量就没有了，所以说千万不要生气。

5. 五味：酸

肝在五味中对应酸。肝脏是主升的，酸味有什么作用呢？

基本有两点：

第一，酸能收敛，也就是说肝脏往上升得太快了，就用酸味让它别跑太快，我们讲过逆其性为补，逆其性就是你往上升，我让你别升太快了。

第二，酸甘化阴，酸味和甘味合在一起能化阴，也就是它能滋补肝阴。中药也好，脏器也好，都有两面性，这个酸甘化阴最适合这个季节（秋天）了，大自然就像跑完马拉松一样，消耗了很多津液，这时候就需要酸甘化阴。如果你有正常觉知的话，你也感觉想吃点酸的或甜的，酸梅汤可以喝。我每天讲课都喝点生脉饮，里面是党参、麦冬、五味子，也是酸甘化阴的，因为讲课耗气阴。五味子是酸的，乌梅也是很酸的，前段时间有些养生馆都会给大家做酸梅汤。有个成语"望梅止渴"，是一种条件反射，一想酸梅，口里的津液就会分泌出来了。

酸有两面性，一个是收，一个是化。"收"就是不要让它升得太快了。"化"就是一种补偿，消耗太多以后，要进行补偿。

6.五志：怒

肝在五志对应怒，大家都知道怒伤肝。例子有很多，历史上因为发怒造成身体的伤害，或者是因发怒犯错误的，可以说比比皆是。周瑜是气死的；吴三桂冲冠一怒为红颜，怒发冲冠，气顶得帽子都起来了；刘备因为发怒，也做出了错误的决定。

刘备去讨伐孙权，他做出这个决定，我们就能预见他要失败，为什么？因为这是为了个人的私利，但是忘了天下大义。任何事情，你从大义出发，考虑天下黎民百姓，符合天道，才有可能成功。你为了一时私欲，为了给结拜兄弟去报仇，那是因私废公，违背天道。刘备三顾茅庐去请诸葛亮，曹操也可以三顾茅庐，那他能不能请得动诸葛亮呢？不行，你得看诸葛亮出山的出发点是什么。刘备三顾茅庐，诸葛亮最后说一席话：先生高义，为天下黎民百姓，我愿效犬马之劳。诸葛亮不是跟着刘备走的，是因为刘备有这个志向，要拯救天下百姓，所以诸葛亮才出山。

　　你看历史书，都是为天下做事，才能成就大事。一生气，就容易为一己之私，就注定失败。最典型的例子就是三气周瑜，怒则气上，周瑜怎么死的？一怒，吐血，历史上这种例子是非常多的，人在盛怒的情况下，气血都是往上涌的，所以吐血。另外，常见的表现还有突然昏仆，就是突然倒地。所以说千万不能发怒。

7. 五季：春

　　肝在五季对应的是春天，所以我们说惠风和畅，春风拂煦，因为春天就具备这种状态，就是人的肝脏的这种状态。我们看《素问·四气调神大论》，在神上要顺应天之阴阳，在形上要对抗地之寒暑。在神上要顺应自然界的生长化收藏，春天本来是升发的，你也要升起来，就像古人到春天就会有各种各样的计划。在形体上，"广步于庭，被发缓形"，包括穿衣服都穿得很宽松，头发都不扎起来，当然并不是披头散发，只是说在形体上不要过分约束自己。

谈到这里，我们就联想到小孩的教育问题。小孩的状态正好就像春天一样，"生而勿杀，予而勿夺"，小朋友就要多鼓励，多赞赏，不要老是批评，不要扼杀他的生机。大禹治水为什么成功？他疏通、疏导，他父亲到处堵，结果失败了。

我们在治疗小儿病上，用药都是很轻灵的，因为小孩生病了，就像春天的小草一样，经不起暴风雨。小孩生病有几个特点：易病、易热、易惊、易变、易亡。易热就是高烧，因为他阳气足。易惊就是易抽风、易动风，我们见过小孩发烧37℃多就抽风的，明明不是高烧，才37℃多，突然抽风了、惊厥了。易变，就是易传变，今天看还是发烧，明天可能已经发展到其他脏器了，传得非常快。今天可能是发烧，明天可能就拉肚子了，可能还有心肌炎，变化很快。还有就是易亡，死亡率也高。所以说小孩用药，不要用很猛的药物，要用很轻灵的，要及时发现及早治疗，注意观察。

你看这些都是和五行对应起来的，小孩就像春天的小草一样，经不起暴风雨的，要是治疗不及时，小孩的病亡率就高，因为他脏腑轻灵，不耐邪气的侵扰。所以春天，要想到小孩的这种状态——生而勿杀，予而勿夺，大家可以看看《素问·四气调神大论》，中医有很多方面很贯通的，和教育都是连在一起的。

8.五常：仁

　　肝在五常中对应仁。学了中医以后，对仁义礼智信应该也开启一点认知。《论语》中有很多对"仁"的解释，孔子对不同的人说不同的话，不同人问"仁"，他的解释都不一样，但总而言之就是"仁者爱人"。

　　学中医，我们的解释就更简单了，肝主生发，你只要不扼杀他的生机，顺应他的生机，都叫仁，因为春天是主升的，肝是主升的。那么推而广之，还包括爱人、不杀生等。

　　古代皇帝春天是不打猎的，只有秋天打猎，叫秋围，他知道顺应天时，不违背天意，春天不做杀生的事情，这就是仁。还有就是秋天打猎，也是围起三面，不是四面都围上的。《易经》上有记载"网开一面"，只围三面，然后打猎，动物能从打开的这一面跑出来，就绝不再追了。你看古人是很智慧的，知道顺应天意。

　　还有一个观点，就是我之前提到过的天地人三才。不要觉得天地之间除了天地就是我，万物应该是平等的，人能当老大吗？一个小小的病毒都能折腾人。在古代，疫情一发生，人们就要多去祈祷、多去忏悔。之前我们聊《西游记》，是谁从五指山下救的孙悟空？是他自己！刚开始被压在山下，他骂如来、骂玉皇大帝，一点用没有，最后他一忏悔，如来就派个取经人来救他了。

你要想通天地，最好的途径就是敬畏，敬畏天地。对天地没有敬畏心，就违背天道。古代犯人判了死刑，春天也不去枪毙他，到秋后问斩，为什么秋后？顺应天时，秋天就是主肃杀的，到秋天再去问斩。明明春天就已经宣判完了，但春天不执行死刑，春天都干些高兴的事儿。比如说古时候的"高考"都在春天，在谷雨的时候。过完年，先是乡试，到了谷雨的时候是殿试，皇帝要亲自面试了，要定状元、榜眼、探花了，就是全国的一、二、三名，最后是由皇帝殿试确定的。

春天要干有生机的事情，但是现在都不太讲究这一套了，咱们了解一下老祖宗都在干什么，看看以前是怎么干的，我们现在是怎么干的。古人初一、十五要祭祀的，秋天丰收也要祭祀，《论语》上都有记载，古人很有敬畏心的。古书上记载，鹰能看出哪个动物怀孕了，凡是怀孕的，它不杀；水獭抓鱼也是，凡是快生产的鱼，它不抓。现在我们也不知道动物是怎么识别出来这些的。

9.生理联系

肝开窍于目，与胆相表里，肝主筋，其华在爪。最近（秋天）大家应该都有体会，熬夜之后，你的眼是不是很干涩？所以说这个季节，就要开始吃点枸杞了，补补肝。因为秋天是很伤肝的，而且会通过孔窍表现出来。人容易眼疲劳，别说熬夜了，就是看手机、看电子产品都会眼疲劳。年纪大点的，就会视物不清了。所以到秋天要注意保肝，要多吃点枸杞，从秋分开始就适合吃枸杞了，而且不要喝酒吸烟了，也别再吃麻辣烫、麻辣火锅、烧烤了，辛辣的东西都伤肝。

肝与胆相表里，胆是中正之官，所以说"凡十一脏取决于胆"，也就是五脏六腑的功能，都是由胆来协调的，最后的平衡或失调都取决胆，也就是说哪个地方发生矛盾，最后胆来裁决。比如甲乙两方，说甲给乙赔礼道歉，最后谁说了算？胆说了算。这是因为它很有能量，也因为它很中正，还有一个条件是它是奇恒之腑，与五脏六腑都有联系。

肝主宗筋，这个就很简单了，瑜伽老师说你们筋长一寸，寿命就会增加好多年，其实是有道理的。筋长了，柔韧性增加了，就说明你的肝生发力强，生命力强。所以人的衰老虽然是能量决定的，是肾决定的，但是肾储存能量是通过肝表现出来的，这个能量它要给肝，所以人老哪里先老？先从肝上表现出来，肝的生发没有力气了，人就开始衰老了，肾的能量是从肝上去判断的。所以人年龄大了以后，腿脚不灵便了，就是筋的柔韧性差了。从筋的柔韧性，我们可以看出肝的状态。练瑜伽非常好，起码能抗衰老。大家一定要知道，我们中医说养生就是养肝，是非常有道理的。

肝，其华在爪，你看你自己的指甲，再和小朋友们的对比一下，就知道有区别了。小朋友的指甲很有光泽，很饱满，月牙（半月痕）都很大。像我年龄大了，月牙基本上没有了。医生看病，在号脉的时候看看指甲怎么样，也就能看出肝的状态是什么样的。所以你要想知道自己的状态是好是坏，多看你的指甲就行了。

到这里，整个肝脏就都讲完了，大家回去要再好好总结一下。

第**19**课

肺－十二辟卦

前面把整个肝脏讲完了。左肝右肺，左青龙右白虎，下面我们要开始讲降的这个部分——肺。

《黄帝内经》上的原话是："肺者，相傅之官，治节出焉。"这是什么意思呢？

对比着心来看，心是君主之官，肺是相傅之官，那就有辅佐的意思，"相"是宰相的意思，宰相不就是辅佐的意思吗？这个好理解。

关键是怎么理解"傅"这个字，就是除了他从官职上仅次于皇帝、能辅佐皇帝以外，他各方面的能力能够超越皇帝、指导皇帝、帮助皇帝。从历史上说，谁有这种能力呢？举几个例子，比如姜子牙、诸葛亮。诸葛亮就叫相父。这些人在能力上超越皇帝，要辅佐帮助皇帝。现在有一个非常好的词，我觉得比较合适，就是"罩住"，能够罩着他。那这个肺，它能不能罩住"皇帝"或罩住我们人体呢？

肺的实际位置比心还高，中医有个名词形容它——华盖。华盖是什么呢？华盖就是一个很大的伞盖，是皇帝出行的时候打的，说是遮风挡雨的，其实主要是一种威严的体现。所以《黄帝内经》上也说"肺为华盖"，华盖之冠，形容它高，它像伞一样把整个人体盖住。

《易经》中有个华盖运的说法。如果老百姓要是算个华盖运那就不好，它代表会像皇帝一样孤独，皇帝称自己为"寡人"，就是孤独困苦之相。从鲁迅的一首诗能看出来，"运交华盖欲何求，未敢翻身已碰头"，就是说你的运气逢到华盖运了，你就别有什么要求了，你还没动呢，马上就把头碰了，就是说运气不好。但是，和尚、道人要是有华盖运就很好，说明是适合修行的人。

从肺的位置和功能来说，肺开窍于鼻，肺主皮毛，肺与大肠相表里。我们闭上眼睛，闭上嘴巴，想象一下你的皮毛、你的鼻子、你的大肠。就是把眼睛和嘴闭上的情况下，是不是有一张大网整个把你罩下来了。皮肤、鼻子、大肠和外界相通，就是肺的这部分功能能像一张大的网，把人整个罩住。

肺是不是符合这个罩住的功能？它把你罩住了，外来的风雨也就是外来的邪气，它就替你挡住了。当你内部有什么变化，在这个罩住你的器官上也会反映出来。所以说，肺就像一个感受器和传感器一样，不管是外界的阴阳变化，还是内部五脏六腑的变化，都要通过肺来调节，它像一个感受器一样，让你赶快适应这种变化。

"治节"是什么？是治理调节的意思，就是治理调节让你适应这种变化。举几个简单例子，便于大家更好理解。比如我们现在上课了，有同学来晚了，跑得气喘吁吁的，到了门口，你会停一下，做几个深呼吸，因为你心跳太快了，做几个深呼吸以后心跳就缓下来了。

再比如说你熬夜了，或者是你吃了很上火的东西，会在你的肺上反映出来，你会咽喉不舒服，会咳嗽。如果吃了很不好消化的东西，还会生痰。所以《黄帝内经》上有一句话叫"五脏六腑皆令人咳"。肺的治理调节，就是五脏六腑的变化都通过咳嗽反映出来。五脏六腑的升降失常，最后都会从肺表现出来。

中医说"肺为娇脏，不耐寒热"，肺非常娇弱，不管你内里有什么变化，还是外部有什么变化，都会在肺表现出来。外边就更不用说了，天气冷时你早上忘穿衣服了，出去就会打喷嚏，如果再严重的话，回来以后就会发烧。谁调节的？都是肺调节的。

养生就是让你调息，调息是干什么的？就是让你对内外变化的适应能力增强的。所以说，"肺，相傅之官，治节出焉"，就是治理调节，让你适应这种变化。

关键的字是哪个呢？在一个"节"上，说是调节也好，说是外界的节律变化、内部的节律变化也好，都由谁调节？都由肺来调节。

我们先看看外部的节律变化，也就是阴阳的变化是什么样的。外部的节律的变化，我们中医的认识主要有两方面：一个是从阴阳，用十二辟卦来表示；第二是用五运六气的形式来表示。我们认识自然就用这种两种方式。中医是怎么认为的呢？

五天一候。五天是一候，中医认为自然界，五天就有一个小的变化，是一候，也就是物候，我们现在说的"证候"就是这么来的。比如你生病了，你有什么证候，就是你有什么症状的变化，物候的变化，五天就有一个变化。

三候一气。就是三五一十五天，就是一个大的变化，就是一个节气的变化。十五天，你能感受到自然界的一个阴阳变化，非常明显。

六气一季。一季有六气，三个月是一个季节。

四季一年。就是一年有四季。

那一年有多少候？七十二候。讲节气养生的时候就会讲七十二候，每一个节气有三候，一年有二十四个节气，一共七十二候。

我们先看第一部分，把十二辟卦（图3-6）简单了解一下。

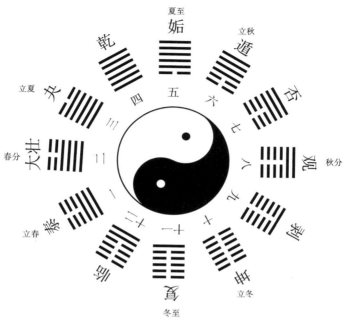

图3-6 十二辟卦

1.地雷复——11月（图3-7）

图3-7 地雷复

这个卦叫地雷复卦。复卦，也就是一阳来复，上面是阴爻，底下一个阳。这就是冬至的时候，冬至一阳生，是阴历的11

月，这个时候地下已经暖了。我进修的时候，那个医院是地下室，地下室冬天都没有暖气，也没有空调，但是很暖和。

古代的时候，对冬至这一天是非常重视的，认为冬至大如年。我们最早的历法就是认为冬至是一年的开始，古人的认识是非常严谨科学的，因为冬至一阳生，它从阳气的变化而来，阳气开始生发了，这一天是新年的开始。所以说这时候，阳气比较弱小，要静阴养阳，你要安静。它在十二地支里面对应子，子是什么？子鼠，对应老鼠。在一天当中对应的就是晚上的十一点到一点，子时。就像半夜一只老鼠看看周围没动静，偷偷跑出来了，但一有点什么动静，它就回去了。这时候阳气很弱小，很容易失去，你要养它，要安静，就像半夜一样，你不要弄出动静，有动静以后就把这阳吓跑了。

《易经》说："先王以至日闭关，商旅不行"，至日闭关就是把所有的关口都关闭起来，就像我们现在限行一样，都不让你通行，叫商旅不行，可见古代很重视这一天。从古书上你能看到唐代还有这种习惯，唐代公职人员在冬至这一天是放假的，都老实在家待着，不外出。这也能看出古代人和现在人的区别。

"节"就是竹节，就是一个坎，阳气很难通过，像一个梗一样。所以说越是节，古代时候越敬畏，越安静，慢慢地让它像渡劫一样过去。现在一过节，人们就赶快去狂欢，这是忘了过节的本意了，不知道这个节是怎么来的了。

2.地泽临——12月（图3-8）

图3-8　地泽临

地泽临，临卦，就是阴历的12月。内卦当中的阳气是不是更强了？有两个阳了，所以这时候里面的阳气已经很盛大了。

这时候有什么特点呢？我们北方有句话叫"冬吃萝卜夏吃姜"，这时候就是冬吃萝卜的开始，因为这时候阳气太盛大了，而且我们从冬至开始也容易进补，所以这时候就要用萝卜来给它疏通一下。中医就是个平衡，你太盛大，我要给你消耗一下，可见中医很科学，逻辑性强，很严谨。

北方每到寒冬腊月的时候，喜欢腌酸白菜，再一个用萝卜和肉炖上一大锅，在那放一盆，基本都不做菜了，到时候用大的水舀子，舀上几舀，然后往火里一温，温开以后就吃了。白菜也是有疏通作用的，有很多人，夏天吃很多白菜，好不好呢？白菜也是很寒的东西，都是阴类的，你冬天反而要吃点寒凉的东西，没事儿的。你看古人的智慧，因为它里面有阳气，所以没事儿。那再说一点，你看冬泳，越是很冷的时候，因为水上面有冰，底下有阳气在护持着你，所以伤不了人的。但是你在冬至之前试试？不行的！

3.地天泰——1月（图3-9）

图3-9　地天泰

这就是我们见的最多的，三阳开泰，就是正月了，一月份。人们追求的都是这种状态，天地交合，阳气上升，阴阳平衡。所以一月份写对联都写成"三羊开泰"，这个"羊"是取阳的谐音。特别是在南方，用这种"羊"的就更多了。

不要把它看得很神秘，你看阳气到地面了，快到外面来了，内卦全部是阳了，这时候地面上已经有阳气了，就像毛主席的那首诗一样，"大地微微暖气吹"。这个时候东风解冻了，春江水暖鸭先知，水暖了，鱼就喜欢跑到上面来游。人都有向阳的特性，所有生物都是这样，冬天是水底下暖，鱼就往下去，春天阳气到上面来了，鱼就往上来。我们讲二十四节气的时候，讲到雨水时说过獭祭鱼，水獭就在水边，一抓就能抓到一条鱼，因为鱼都跑到水面上来了，如果在水底下是抓不到的。

4.雷天大壮——2月（图3-10）

图3-10　雷天大壮

大壮，阳气盛大，所以它叫大壮，是因为这是二月份，阳气已经很盛大了。阳气已经升到地面上了，所有的生物都开始生发了，绿芽出来了，所以说二月春风似剪刀。

5.泽天夬——3月（图3-11）

图3-11　泽天夬

再到三月，泽天夬（guài）卦，如果"夬"读"决"音，就更好理解了，就是阳和阴要决裂了，阴就剩一个了，不光是里面阳气盛，外面外卦阳气也盛，这时阳气已经在空中了，整个空中弥漫着阳气。这时候你出去就感觉很舒服，因为气候温暖，就像一只温暖的手在抚摸着你的脸庞一样，像一首歌唱的，"春风拂上我的脸"。三月份适合去郊游，荡秋千、放风筝都可以了，这时候放风筝最合适，风筝能浮起来，因为空中有很充足的阳气。

还有一个风俗，在三月份的时候，北方人喜欢挖一些野菜吃，因为这时候你要再吃些燥的东西，就容易上火了。一般要吃一些芽类的东西，像春饼，它里面都要卷一些芽类的东西，这些芽类都有点凉性，比如豆芽，再放点野菜也行，一个是促升发，第二个是制约热气。这时候北方人喜欢喝明前茶，明前茶都是绿茶，绿茶是有点凉性的，只适合这个季节去喝，过了这个季节就不能再喝了。

6. 乾卦——4月（图3-12）

图3-12　乾卦

到了四月份就是乾卦了，纯阳无阴。整个自然界都充满了阳气，南怀瑾老师说，这时候修行高的人能感觉到阳气上升到十几丈高。

从中医角度来说，一年当中有两个季节病是最少的，一个是四月，一个是十月。为什么？因为没有阴阳斗争了。从现实统计，确实是这样，这个月人一般不太容易生病。如果说生病，多是一些小孩生病，小孩上火。就是春末夏初的时候，小孩容易生病，比如吃点热性的东西，吃点干燥的东西，就发烧了，咽喉发炎了。一年当中适合吃点凉东西，或吃点泻火药的，就是这个季节。金银花、连翘、大青叶、板蓝根，这时候吃没事，因为纯阳无阴。

7.天风姤——5月（图3-13）

图3-13 天风姤

五月份又开始一个变化了，姤（gòu）卦，"姤"是遇见的意思。这时候是五月，也就是夏至一阴生的时候。外面虽然很热，但是里面阴寒已经生了，这个时候小朋友要特别注意。从夏至的时候，外面是阳，里面就是阴寒了，就像个山洞或地下室一样，外面很热，里面就很阴凉。所以说，夏天能不能吃冰的东西。小孩应该知道这一点才好，越是夏天，越不能吃冰的东西，从夏至开始就不能吃冰的东西了。

附子理中丸从夏至的时候开始吃，老百姓说的"冬吃萝卜夏吃姜"，姜也是从夏至的时候开始吃。知道的人，这一年中就会很注意；不知道的人，有些夏天也喝萝卜汤，萝卜本来就寒，里面寒你再吃一些更寒的，就不好，身体敏感的就会有反应。

这两个节气一定要知道，一个冬至，一个夏至，这两"至"是非常重要的节点，也是生病最多、最容易出问题的时候，这个时候阴阳变化很剧烈。

8.天山遁——6月（图3-14）

图3-14 天山遁

天山遁卦，六月。你看阴逐渐在长，里面阴寒就更盛了，所以说暑湿交争，是不是既热又湿？这时候湿气就重了，是暑湿。除了要清火以外，这时候要注意防暑祛湿。

9.天地否——7月（图3-15）

图3-15 天地否

七月就是天地否，否卦。一月是地天泰，正好半年过去了是天地否，一个循环。天地不交通了，人这时候也很不舒服，这个时候暑湿非常严重。

10. 风地观——8月（图3-16）

图3-16　风地观

八月，风地观卦。经过一夏天的消耗以后，一般到八月，就开始要补气阴。气阴受伤了，可以喝点生脉饮、吃点西洋参。

八月也是水果最多之时，也可吃点水果来补养气阴。你从中能看出阴阳的变化，再自己慢慢去思考，能考虑出很多问题来。

11. 山地剥——9月（图3-17）

图3-17　山地剥

山地剥，剥卦，九月。你看上面是个山，底下是个地，就是阴剥阳，从下面一点一点剥，快把阳气剥得没有了，也是小人见长君子见消，君子到时候要藏起来了。

这个时候浊阴在往上冲，《伤寒论》中对于浊阴上升，有个方子叫吴茱萸汤。王维有一首诗《九月九日忆山东兄弟》，"独在异乡为异客，每逢佳节倍思亲。遥知兄弟登高处，遍插茱萸少一人"。其实这个就是讲的九九重阳登高，为什么登高？人都有向阳的特性，因为阳气快逝去了，所以他要登高，这是对阳气的怀念，对阳气的留恋。为什么插茱萸？茱萸在中医里面正好是辟阴邪的，能消除阴浊之邪。茱萸就是吴茱萸，诗中插的是叶子，我们用的是果实。

关于这个重阳节，还有一个小故事。有一个小孩十几岁，跟着一个老师修道。这一年，快到重阳节了，他师傅就跟他说，你赶快回家吧，要开始发生疫情了，你把你家搬到山上去，可以避免疫情的侵害。于是他回家把父母都接到山上去住，结果山底下住的人，都感染瘟疫死掉了。这个故事反映了这一卦的形象，登高即是追求阳气。

12. 坤卦——10月（图3-18）

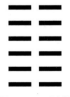

图3-18　坤卦

　　十月份，坤卦，纯阴无阳了，这时候要安静，静待阳气的发生。这一个月也是病证总体比较少的。在北方民间有一种说法，说"过了九月九，大夫抄着手"，就是医生很清闲，天天在那坐着，没病人来了。这是因为没有阴阳斗争，同样四月份也是疾病比较少的。

　　大体给大家说了一下十二辟卦，不要把它们看得太神秘了，就是一个阴阳变化，正好是一个周期。

第**20**课

五运六气

上节课我们开始讲肺，讲肺就牵扯到节气，牵扯到十二辟卦。我们这个课程涉及的东西可能会多一点，就是想让大家知道，中医都需要了解哪些东西。虽然东西多，但是你们会发现是有规律可循的，并不是很玄妙、不可知的东西。我们的原则，一个是通俗，一个是科学，也就是用白话讲道理。

这节课讲五运六气，必须得动脑。上节课讲到十二辟卦，有的同学一提卦象就觉得很神秘，没必要。其实，最早的卦象也是一种阴阳变化的反映。十二辟卦，它是一个循环，正好是阴阳变化的循环过程，一共六爻，正好经过12次变化，完成一个往复循环的过程。

外界的变化，一个是通过十二辟卦的方式来体现，还有一个中医用得比较多的是五运六气的方式，我把最基础的东西给大家介绍一下，最基础的你们掌握了，便于进一步去学习，看书也能看得明白。

以壬寅年为例，干支纪年法，一个天干，一个地支，合在一起。运气的判断，是用天干来判断运，用地支来判断气，也就是五运六气。

十天干、十二地支、二十四节气，都是要背的，都是中医基础。

1.五运

十天干，就是甲乙丙丁戊己庚辛壬癸。大家要自己写一下，自己不操作，是不可能理解的。

甲 己——土

乙 庚——金

丙 辛——水

丁 壬——木

戊 癸——火

逢甲年或己年都是土运之年，乙年或庚年都是金运之年，丙年或辛年都是水运，丁年或壬年都是木运，戊年或癸年都是火运，简单不简单？这第一点是要掌握的。《易经》里，这叫十天干化合，甲己化土，乙庚化金，丙辛化水，丁壬化木，戊癸化火。判断壬寅年是什么运？壬是木运年。

"阳干为太过，阴干为不及"，这句话也得记住。甲乙丙丁戊己庚辛壬癸，对应一二三四五六七八九十，凡是奇数位的都是阳，偶数位的都是阴，这是最基本的知识。壬寅年是太过还是不及？它是属于阳干还是阴干？壬寅年的壬，是奇数位的，是阳，那么就是木太过。我们用加号表示木运太过之年，即木＋。

再举个例子，辛丑年是什么运？是太过还是不及？是水运、不及。看着简单，还需要训练。越是小孩，越容易掌握，如果小学开设中医课，这些小孩以后都了不得。

2.六气

一年分六步气，一步气管两个月，从大寒开始，主气就是春夏秋冬，但是，如果光是主气不变的话，那每年的春夏秋冬就都一样了，所以，还要有客气，主气的排列是不变的，变的是客气。由于客气的变化，所以每年的气候都有变化。

（1）主气

一	二	三	四	五	六
厥阴风木	少阴君火	少阳相火	太阴湿土	阳明燥金	太阳寒水
大寒	春分	小满	大暑	秋分	小雪

主气每年都这么排列，顺序是固定的。一个气管两个月，从厥阴风木开始，就是从大寒，到春分，到小满，然后到大暑，到秋分，到小雪。一步气管四个节气，四个节气正好是两个月。比如马上是秋分了，就是进入第五步气了。

（2）客气

主气是每年不变的，那每年的气候怎么变呢？是由于客气

不一样。把下面这个表写下来，想进一步学习中医的，这些都
要记住，背下来。

子 午——少阴君火

丑 未——太阴湿土

寅 申——少阳相火

卯 酉——阳明燥金

辰 戌——太阳寒水

巳 亥——厥阴风木

第一点，客气一定是配在第三步气上，就是每次地支上配
出来的气都是第三步气，也叫司天之气。然后，往前、往后排
都可以，分阴阳一、二、三排。客气排出来了，然后，主气配
客气，就是每年气候的变化。

三阳：1 阳——少阳、2 阳——阳明、3 阳——太阳。

三阴：1 阴——厥阴、2 阴——少阴、3 阴——太阴。

例如：壬寅年，配的气是少阳相火，对应第三步气。往后
按照一、二、三的顺序排三阳、三阴，第三步气是 1 阳——少阳
相火，第四步气是 2 阳——阳明燥金，第五步气是 3 阳——太
阳寒水。三阳都排完后，就开始排三阴了。第六步气 1 阴——厥
阴风木，后面就排完了，再往前排是第一步气 2 阴——少阴君
火，第二步气 3 阴——太阴湿土，客气就排出来了。

壬寅年	一	二	三	四	五	六
主气	厥阴风木	少阴君火	少阳相火	太阴湿土	阳明燥金	太阳寒水
客气	少阴君火	太阴湿土	少阳相火	阳明燥金	太阳寒水	厥阴风木
	2阴	3阴	1阳	2阳	3阳	1阴

再讲一遍。每年主气不变，就按这个顺序排列，厥阴风木－少阴君火－少阳相火－太阴湿土－阳明燥金－太阳寒水，这个顺序不变，就像春夏秋冬一样，是不变的，变的只是客气。客气是怎么变的呢？就是列出的12地支，年份配出的那个气，是客气的第三步气，第三步气定了以后，就按照阴和阳的一、二、三的顺序去排列，这样，一年的客气就全部排列出来了。每年的地支只要定了，客气就定了。

再来做个练习，辛丑年，对应的客气是太阴湿土，也就是第三步气，对应太阴湿土。第二步呢？少阴君火，那第一步呢？厥阴风木，正好跟三阴的一、二、三顺序是同步的。阴尽阳生，后面是少阳相火、阳明燥金，最后是太阳寒水。

辛丑年	一	二	三	四	五	六
主气	厥阴风木	少阴君火	少阳相火	太阴湿土	阳明燥金	太阳寒水
客气	厥阴风木	少阴君火	太阴湿土	少阳相火	阳明燥金	太阳寒水
	1阴	2阴	3阴	1阳	2阳	3阳

12地支在配的时候，只要记住对应的是第三步的客气就行

了，明白这个以后，五运六气的书就可以看明白了。

我们要把天干地支背下来，再把干支的化合背下来，十天干化合，十二地支相配，都要记住。

第21课

肺的功能

上两节课，我们把外界的这种阴阳变化，通过卦象的方式、五阴六气的方式，简单介绍给大家，这是最基础的入门知识，便于你们以后学习。我们现在开始讲肺的功能。

肺都有什么功能？第一个功能是宣发，第二个功能是肃降。

一、肺的宣发功能

宣发的功能包括两方面，一是布散，二是驱邪。

1.布散

通过肺气的宣发、布散，把营养物质布散到全身各处去，就是肺的布散作用。肺在人体上的比喻，就是天，天降甘霖，就是给大地能量，肺也是这样，它把全身的能量扩散下去。

在讲太阴的时候我讲过，脾运化水谷精微到肺，再加上肺呼吸的清气，二者在肺里相合了。中医认识是非常深刻的，饮食要分成阴阳两部分，水谷精微是阴，清气就属于阳，二者相合。所以这样也就能理解，有些人辟谷也死不了，因为气的营养占很大一部分，可以布散到全身去。

如果一个人的肺气比较弱，他的宣发功能就弱，也就是说，往全身布散这种能量的功能就弱，这个人全身就会缺营养，抵抗力下降，所以要补肺气。比如说经常感冒的人可以吃点儿玉屏风散，就是补肺气的。要是抵抗力弱了，还容易发生一些过敏性疾病，如鼻炎、湿疹、荨麻疹，皮肤容易起疹子，这都是肺气弱的表现。还有大便的异常，肺气弱以后，老年人会便秘，不是上火造成的，就是肺气弱，不能推动了，需要补肺气。

肺就是把吃的水谷精微和呼吸的自然界清气，布散到全身，就是天降甘霖，学中医要多从自然界取象。

2. 驱邪

肺通过宣发作用，把邪气排出去，不管是体内的邪气，比如体内有痰有饮，它给排出去。体外受到寒邪，受到一些外来的邪气，它也想给排出去。

驱邪也有两种形式。

（1）汗

一种是通过出汗的形式。这个好理解，感冒了，发一身汗就好了，这也是肺的宣发作用。比如感冒了，恶寒咳嗽，中医会下一个诊断，叫肺宣发失常，就是肺的宣发不正常了。医生会用点发汗药，发汗药一宣发，让你的毛孔都打开，通过你的毛孔去驱邪，毛孔也是肺所主。老百姓都知道的发汗方法：用葱白、白菜头熬水，或喝点生姜红糖水，都可以。

（2）咳嗽

驱邪的第二种方式是咳嗽，这是最主要的、最常见的。人咳嗽是自愈的一种表现，是想驱邪于外。这种咳嗽可能是外来的邪气，也可能是内在的因素引起的，比如说小孩吃多了，积食咳嗽，身体想把这个积食排出去。我们讲"五脏六腑皆令人咳"，这句话怎么理解呢？从圆运动上来看，五脏六腑，不管是哪一部分的升降失常，都会在肺上表现出来。我们说肺是感受器、传感器，五脏六腑的情况都会在肺上表现出来。中医说"肺为娇脏，不耐寒热"，寒了不行，寒了会咳嗽，热了也不行，熬夜也会咳嗽。肺为娇脏，就是肺很娇嫩，内外的邪气它都不能受。肺是主治节的，治理调节的，治节出焉。

大家要加深对圆运动的认识。《黄帝内经》还有一句话："咳……此皆聚于胃，关于肺。"这又让大家不明白了，咳嗽是肺的事，跟胃有什么关系？要是从字面去理解，主要在胃里，只是和肺相关，这更难理解了，明明我们感觉咳就是肺的问题，偏偏说是胃的问题，为什么？

我再三强调圆运动，降的枢纽在哪里？降的枢纽在胃里，所以只要胃不降，肺想让它降是不可能的。咳嗽属于肺气上逆，只要让胃降，这个咳嗽就好了。张仲景治咳嗽用什么？用半夏。半夏是起什么作用的？降逆止呕的。人想呕吐，用半夏生姜煮水喝，就不呕吐了，它是降胃气的，通过降胃气来降肺气。理解这些以后，才能理解经典。张仲景治咳嗽，哪个方子都用半夏，秋天的燥咳，也用半夏。有一个方子叫麦门冬汤，就是治秋天咳逆上气的，里面也有半夏，不过半夏用量很少，麦门冬和半夏的比例是7：1，用大量的麦门冬，去性取用，去燥热之性，取它降的功能。理解了这些以后，你才会知道《黄帝内经》的意思，不然的话，很难理解为什么"五脏六腑皆令人咳""此皆聚于胃，关于肺"。

现在是秋天，由于圆运动的惯性，热不容易马上降下来，这时你再去熬个夜，第二天就会咽喉不舒服，或有想咳嗽的感觉，如果再严重就会想呕吐。降肺，也能辅助降胃，所以我们说秋天要消积，要降胃，让肺胃都降。

给大家举个例子，有一年治一个患者，小伙子在科技园工作，连续3年了，一到秋天就呕吐，用了好多止呕吐的药，没什么用。他很奇怪，为什么到秋天就呕吐。他以前也吃了好多中药，用常规的方法肯定不行了，我就联想到季节，他是搞IT（互联网技术）的，很辛苦，熬夜是常态，秋天肺不降，由于肺不降引起胃不降，所以他一到秋天就呕吐。用什么方子呢？用枇杷叶60克，加适量的蜂蜜煮水喝，喝两次就好了，也不吐了。大家一定要知道，枇杷叶是降肺的，半夏是降胃的，由于是秋天呕吐，所以我用的是枇杷叶，不用半夏，因为秋天用半夏太燥了。

《黄帝内经》里有一篇叫《咳论》，大家可以看看，主要是论咳嗽的，开篇就说"五脏六腑皆令人咳"，还有"聚于胃，关于肺"。不同脏腑的咳嗽症状，它都有论述，也有"久咳不已，则三焦受之"，为什么小柴胡汤能治咳嗽，里面也写了。

中医的治法、思想从哪里来？都从经典来！所以我再三说，一定要学习经典。很多人看不进去，说经典有什么，我们平常辨证根本用不着啊。其实你的每个思路、每个用法都是从经典出来的。这几年我在教《伤寒论》，很多人有一个观点，就是张仲景的《伤寒论》和《黄帝内经》没什么关系，其实张仲景的思想都源于《黄帝内经》。

肺的功能第一个是宣发，宣发主要包括这两方面，一个是布散，一个是驱邪。

二、肺的肃降功能

肺的第二个功能就是肃降，也包括两方面，一个是金生水的关系，一个是神化气、气化水的关系。

1.金→水

第一方面是金生水的关系，是从五行上来讲的。只有肺气降了，才会体现出金生水。所以我再三说秋天不能熬夜，秋天不能太辛苦，秋天熬夜或辛苦最后伤的是哪里？伤肾。伤水就是伤肾，就是伤到肾精了，这个是非常严重的。中医还有一句话，"胖人多湿，瘦人多火"，胖的人大都是痰湿多；瘦的人，多是经常熬夜的，肺热不降，多火，这个火是虚火，不是真上火，就是耗了肾精。现在的胖子没有几个是真有肌肉的，都是痰湿太重。有痰湿的人熬夜，湿和火就会同时存在。

"肃"本身就有肃杀肃降的意思，秋天主肃杀，它和金是对应的，所以秋天就容易肺热不降，就像太阳在上面总是照着，把河水都照干了，要是把火颠倒过来，放在水下面呢？它就是一个循环往复的过程。

2. 神→气→水

第二方面从形式上来说是神化气、气再化水的一个过程，主要还是在神上，秋天，神不敛的话，神化不了气。现在很多人来看病，都说自己没有办法，身不由己，一定要加班，你让我早睡，我晚上十点钟才下班，怎么去早睡，到家吃完晚饭都十一点半了。我们当医生见到过很多这样的情况，神都没降，神怎么去化气，没化气，气又怎么形成水。

这两个状态，最后伤的都是肾阴。最近临床看失眠的多，我们用黄连阿胶汤比较多，这个方子是治疗阴虚火旺的。当医生时间越久，越觉得很无奈，患者是看不完的，我们反复强调内求，解决问题是靠谁的？靠自己。你们学中医也是，我一开始就说，我教的东西只是给你们一个拐杖，学习方便一些而已。

三、肺主肃降的再分析

从结果上看，肺的功能有两种，宣发和肃降。但是降，我们再分析一下，从五脏上，降包括几方面：

1. 肺

肺的不降，反映在皮肤、鼻、大肠上，皮肤干燥、过敏性鼻炎、便秘、痔疮、脱发等。到秋天脱发的人也多，都和肺有关系，肺不降，脾是热的，毛发都长不住，长不住就容易掉。最近皮肤过敏的也多了，我讲过这个方子，用凉血的水牛角丝加白茅根一煮，用了一般都有效。现在用水牛角丝，羚羊角现在买不到，羚羊属于保护动物。最近看痔疮的也多，看便秘的也多，这都是肺不降的问题。

2. 胃

这个主要体现在小朋友身上，老百姓都知道小朋友秋天要消积、消食，因为秋天胃不易降。中医讲胃的功能是什么？刚讲完"胃以降为和"，胃是主和降的，胃不降，消化肯定不好，吃多了容易呕吐、腹胀，所以要和降。秋天可以吃点消积的，中医消积也是分几种情况的。

（1）山楂：消肉积

消积最好用什么？秋天用山楂，山楂主要是消肉积。

（2）麦芽、谷芽：消面积

（3）鸡内金：消磨

你看鸡内金的取象是什么？鸡沙子石子都吃，都能消，在生物学上有种说法，弱于齿者必强于胃，这就体现在鸡内金上。鸡没有牙，但能够把水谷都给磨掉了，鸡还特别喜欢吃沙子石子类的。所以鸡内金可以用于消食，它还能干什么？消结石，它能把结石磨掉了，胆结石、肾结石等都用它。这就是中医取象的认识，就这么简单。

（4）神曲：消寒积

神曲是酒糟类的，它治疗寒积比较好，夏天用神曲比较多。夏天吃冰淇淋，又吃了肉，积食了，可以用神曲，因为里面有酒糟，酒糟是温性的。

消积药是不一样的，消面积一般用麦芽、谷芽；需要打磨、消磨的就用鸡内金，结石都能消磨掉，何况这个积食；秋天积食用山楂就行了，弄点山楂干煮点水给小孩喝就挺好的。

3.相火

要把火藏起来，但胃不降，肺不降，体内的火就降不下去，火也就藏不起来。这个火，在上面就会扰心神，所以说秋天容易烦躁失眠，睡不着觉的人也多，脾气大的人也多。土伏火，这时候补脾，要注意秋天补脾容易上火，因为补脾的都是一些温热药，所以还要兼顾着不要上火。

睡不着觉，从《易经》卦象来说就是"火地晋"（图3-19），火跑到地上面了，这个人就醒了，就是太阳出来了，"晋"就是生的意思。

睡觉正好颠倒过来，叫"地火明夷"（图3-20），明夷是什么意思？就是太阳落到地底下去了，也叫光明受伤，所以叫明夷卦。这就是火和土的关系，火在土之上，人就醒了。

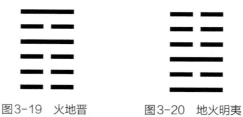

图3-19　火地晋　　　　图3-20　地火明夷

中医治失眠主要用补土的方法。中医看得多清楚，地火明夷，就是火跑到地下去了，落山了。学中医得从这些真正的象上来体会、来治疗、来思维，建立治疗方法。

土很重要，从后天八卦的卦象就能看到，坤和艮，就是阳出来和阳进来都要经过土。古人真是智慧的，他们把这些东西都认识得非常清楚，只是后人不懂或理解错了。

人的健康与否，其实说简单一点，就是人体的火在下面就健康，在上面就不健康，就这么简单。去打坐、瑜伽、内观等，都是让身体的火下来。我们讲胃也是这个道理，只要胃火降了，这些问题就都解决了，火也伏住了，神也收住了，就这么简单。但是越简单越难做。火的特点是什么？火性是炎上的，想要让火慢慢下来，又不灭掉又要沉到下面去，容易不容易？太难了。所以那些修行的人要有铁的意志，才能做得到。

　　肺的功能就这两方面，一个宣发，一个肃降。

第**22**课

肺的五行类比

上节课讲了肺的宣发功能和肃降功能，回顾一下。宣发，包括布散和驱邪；肃降，包括肺胃和相火的降，体现中医的相关性，肺、胃、相火是同进退的，这个一定要知道。现在正应这个季节（秋季），这个季节不降，相火也不会藏，就会出现上火、心烦、失眠这些症状。

这节课讲肺的五行类比。

1. 五行：金

在五行当中肺是属金的，"金曰从革"，"从革"最初的意思是把皮子割开，引申为把阴阳天地给分开。肝和肺正好是相对的，讲肝的时候我们讲了春生，三生万物，就是春风有让天地交合、融合的作用，所以天地交合以后就释放能量，万物生长。到了秋天，金气就把天地又分开了，通俗地说，就是天和地完成了这一轮的任务，释放完这一轮的能量，万物生长、万物成秀以后，天地各回各家了。

肺脏也是这样，肺主皮毛，皮毛像一张大网把人罩住，也是让人和自然界有一个分隔。肺就像一个感受器一样，不管是外部的邪气还是内部的功能失调，首先都要在肺上表现出来，以咳嗽的形式表现出来，所以说"五脏六腑皆令人咳"。

2.五方：西

在方位上，肺对应西方。这也很好理解，你们可以想象西面风很燥，如果去过西部地区你就有感受，那里的风和中原不太一样。特别是十月以后去，那个风就不得了了，就像冬天的风一样，尤其是早晚，吹到脸上都很痛的。

西方属金，东方属木，我们中医讲木是化气的，金是成形的，因为金沉降。中国的地理分布，就是越往西矿藏越丰富，因为阴成形。

说到矿藏我想起来一个小故事。汉武帝时期，有人发现矿藏，挖出一看，黑黝黝的，黑得发亮，一烧能取暖，有能量，就献给汉武帝了。满朝文武都不知道这是什么东西，这么神奇，能燃烧，就问东方朔，东方朔知识很渊博，他说这是劫灰，上一劫留下的。最后汉武帝怎么做的呢？他认为地底下的东西不能挖，最后就命令封上，不能再开采了，对地下的东西要有敬畏之心。

3.五色：白

在五色，肺对应白色，白主收敛。秋天，白露就是气凝为霜，白露怎么形成的？原来是气，温度很高，就像你在洗澡间洗澡，把水龙头一关，温度一下降，那个气就凝聚成露（霜）。现在这个时候在北方，早上到郊外去，小草上都是有露水、有白霜的。

食物中，一般来说，白色是入肺的。从药材来说，第一个就是石膏，白虎汤以石膏为主，它先是清肺热，最适合夏秋之交的时候，肺热不降，热盛用石膏肃降，就是强迫它去降。不管是食物还是药物，白色的基本上都是入肺的。举几个例子，莲藕、银耳、百合、山药（茯苓还不是太明显，茯苓是健脾的）。还有最典型的：冰糖、雪梨，秋分之前我让大家吃冰糖雪梨，它是润肺的。

秋天的上火、燥和春天不一样在哪里？秋燥就像跑完马拉松的人一样，损耗了很多津液，是津液丢失造成的燥，所以治这个燥要滋阴润燥，这时候清热是不行的，不能用金银花、连翘、大青叶去清热。

最简单的，这个季节吃西洋参，它是稍微有点凉性、气阴双补的。你想，跑完马拉松肯定是又耗气又伤阴，这时候就吃点滋阴的、润肺的。跑完马拉松以后，口干舌燥的，弄点黄连吃去清火，那是不行的。我还跟大家反复说过喝生脉饮，里边是党参、麦冬、五味子。

西洋参稍微凉些，党参主要是健脾的，西洋参主要是润肺的，补气润肺，这是有区别的。红参就热了，不能用红参，红参比较温燥，温燥就不太适合气阴两虚的人了，适合老年人，老年人的阳气很弱，适用红参。

4. 五味：辛

在五味当中，肺对应辛。逆其性为补，肺是主降的，正好用辛味去发散，不让你降太快。辛味药都有什么作用？

第一，宣发。一般是治外感用得比较多，比如说感冒了，荆芥、防风、羌活、白芷这些都是辛味药，能治感冒，通过宣发皮毛，把皮毛打开，外邪就出去了。《黄帝内经》有句话"辛甘发散为阳"。感冒就去喝个胡辣汤，出一身汗，会让你汗孔都打开，辛甘发散。

第二，疏郁。我们讲肝脏的时候说过，一般情况，病的本质都是肝郁，所有的辛味药都能疏肝郁，刚才我们说的防风、白芷、羌活等能解表，同样能疏肝。感冒的本质是什么？感冒的本质是肝郁。没学中医的时候可以不知道，学完以后你们一定要知道，感冒的本质是肝郁扼杀住了肝的生机。所以我说治感冒的药同样能疏肝，疏肝药同样能治感冒。

第三，升阳。一般吃完辛味药的人，都会有精神，体质燥的人，他就会燥热，因为升阳，把阳气升进来了，这个特别适合现在人，现在人脾湿都很重。中医有一句话叫风能胜湿，比如下几天雨，地很湿，用太阳晒和刮一阵风，哪个干得快？刮一阵风干得快。你看中医道理都很通俗的，所以说中医讲风能胜湿。

升阳和疏郁，其实大部分都是解决湿郁问题的。现在人吃凉的、熬夜、到处吹空调，都造成湿气重。辛味药都是风药，现在风药用得是最普遍的。武汉有个名老中医，他曾经写过一篇文章，就是风药的应用。他认为，风药能疏郁、能宣发、能升阳，而且活血化瘀，有瘀血了，用风药，气行则血行。

5.五志：悲

在五志，肺对应悲。秋悲从什么时候开始的？秋分，因为金气很重，肝脏根本没有力气反抗，已经把肝脏压迫得躺平了，我不和你斗争了，所以就产生了秋悲。

我们讲能量决定情绪，在圆运动中，"心"在圆的最上面，在"心"这个阶段是阳气最充足的，也就是夏天，心主喜，阳气充足的人都很高兴，没事儿哼着歌，他肯定没病。你可以注意观察，凡是你周围闷闷不乐的人，早晚生病，因为他情绪低落就会郁。

举个例子，像肺结节，我在大学毕业的时候，连听都没听过这个病。这些年就突然冒出个肺结节，太普遍了，很多人都有肺结节，什么原因？都是郁，特别是在大城市，特别是白领工薪阶层的，天天加班熬夜，工作压力很大，都容易得这个病。我们讲肺是感受器，你所有的不适，都会在肺上表现出来。不要认为郁只能郁在肝里面，你要知道肺为五脏六腑和外邪的感受器。

一个是这种郁，再一个是天天在空调房间里。我之前讲过，你要是在空调房间待一天，就是没感冒，中医也认为你感冒了。因为寒邪已经侵入进去了，进入之后先犯哪里？肯定是肺了。肺主皮毛，通过皮毛就入肺了。倪海厦老师说癌症都是按感冒治，外邪侵入，积聚在体内，时间久了以后，就长东西了，他给你用解表的方法，一步一步从表发走，倪海厦老师的这个认识是非常准确的。

现在肺结节患者多，我们也治过不少。西医会建议做手术割掉，其实也不一定割掉，对外注意，别在空调房间久呆，别整天受寒邪的侵袭；对内保持情绪舒畅，别太抑郁。这样病情就可以好转。

学中医后，千万不要认为只有生气造成肝郁，工作忙、思虑多，也造成郁。现在人大部分的郁是思虑太多了，思则气结。

悲是伤肺的，因为阳气少了，就感到悲伤。到了冬天阳气更少了，就感到恐惧。如果一个人总感觉恐惧，那就是阳气很虚了，肾虚了，所以恐伤肾。

悲伤肺，举个简单例子。《红楼梦》的林黛玉，天天悲悲切切的，花凋了还要葬花，最后咳血而亡，古代时候叫肺痨，其实就是肺结核。中医特别重视性格决定疾病，所以劝周围人都开朗起来，天天开开心心的，没事儿就去唱歌，会很少生病的。

6.五季：秋

五季中肺对应的是秋季，秋主降、肃杀，天地要分开了，完成了这一轮的任务，万物蕃秀以后各回各家了，天越来越高，地越来越往下降。天地虽然分开了，也不要有秋悲，它对应的卦象是兑，说（悦）言乎兑，这是大自然的心情，你要理解大自然，就是这时候要有喜悦之心，感觉我完成了一年的任务了，我该享受这种收获的喜悦了，所以不要有悲伤的心情。

你可以想象在中秋的晚上，一家人在那吃着美食赏月，很愉悦的那种心情，秋天有丰收的喜悦，所以不要有悲伤的感觉。当然，如果你一年什么都没干，到秋天不光没收入，还欠账，你肯定高兴不起来。

一年四季对应起来，中医讲春天你要开始立志，要计划做事情，到夏天开始付出行动，结出成果来了，秋天就要收获了，这才是正确的人生规律，自然界的规律，人和自然界是一样的。

7.五常：义

在五常，肺对应义。它的本意是什么呢？经过春生夏长秋收，秋天是收获的季节，但是你看地球收获这么多，它不会独自享用的，都回馈大自然。其实这个"义"的本意，我理解是不独享的意思。

那和肺能不能对应起来呢？完全能对应起来。我们讲肺的肃降宣发，就是脾将水谷精微转输到肺，然后合上自然界的清气布散到全身去，就是所有的好东西都经过肺了，但它没有独享，全输入人体各个地方去了，所以这是不独享的意思。义，后来引申为抱打不平，见义勇为。学了中医以后，你要能看到它的本意是什么，是不独享。

回顾一下，春对应仁，是指不扼杀生机；夏对应礼，是知道约束、制约，懂得低头，懂得低头就是礼。所以通过中医的解释，理解会更深刻，要是单纯让你去学，你感觉好像是道德约束似的。

8.五官：鼻

肺，开窍于鼻，与大肠相表里，肺主皮毛。受到外邪也好，或内脏有变化也好，它会通过鼻腔反映出来。现在为什么鼻炎患者那么多？也就是说肺的这个感受器，现在感觉到很困难了，不管内在的还是外在的，都给它施加压力，它不适应了，这个感受器承担的压力太大。现在皮肤病患者也多，都是这个感受器出问题了，对内外阴阳的变化已经不适应了。

从心理学的角度来讲，据我们临床观察，凡是患鼻炎、湿疹、慢性皮肤病的人，与外界都是不太相容的，就是和外界的人际关系不是很融洽，不能很好地适应外界环境，当然这不是绝对的。

肺与大肠相表里，在秋天也表现得很明显。秋天的时候便秘、痔疮、大便带血的情况就比较多一些。

肺主皮毛，肺像一个大网一样，把人罩住，全身的皮毛都由肺所主。其实从中医角度来讲，秋天是换毛发的时候，就是你的毛发在秋天容易掉，也能长出新的来。到秋天脱发就比较多，但是长新发也很容易。

现在脱发的原因就很多了，跟毛发有关的，第一肺主皮毛，肺热、熬夜都容易导致脱发；再一个肾其华在发，肾虚的人，毛发都容易脱落；第三个发为血之余，气血不足的时候，像女同志生产以后也容易脱发；第四个是湿气，男同志整天喝酒，湿气把头发都沤坏了；第五个是干燥，像西北方风很大，人的毛发很干枯，也容易脱发；最后还有气滞血瘀，瘀血体质的人，毛发得不到濡养，也容易脱发。脱发的原因是非常多的，有个成语"明察秋毫"，字面意思就是秋天能够看到细微的毛发。

第23课

圆运动的轴心脾胃

圆运动时刻要在脑子里，要有左青龙右白虎的概念，左青龙、右白虎、南朱雀、北玄武，这些都要知道（图3-21）。

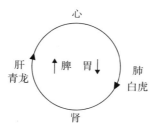

图3-21　圆运动示意图

升降我们讲完了，还有一个轴心没说。你里面不动，无论外面怎么动也没用，所以就能看出脾胃的重要性，我们用两节课来讲脾胃。

"脾胃者，仓廪之官，五味出焉"，这是《黄帝内经》上的原话，我们现在就用这句原话来分析一下。

发现问题没有？我们在学肺的时候，肺与大肠相表里，没说肺、大肠是什么之官；学习心的时候，心与小肠相表里，也没说心、小肠是什么之官；也没说肝、胆是什么之官。到了这儿，把脾胃弄一块儿了，脾胃都属土，它们不管是在生理上还是病理上联系都更加密切了，都处在轴心的位置，脾胃共同协调作用更强了，一升一降，是密不可分的，所以不能把它们分开。这是第一点要注意的，学古文就要在每个字上下功夫，古文都是刻在竹子上的，所以多一个废字都没有。

"仓廪之官"，这个好解释，仓廪就是仓库，后勤仓库。我经常说能量就是后勤仓库，脾胃就是一个后勤仓库。

"五味出焉"，关键在这里，中医讲的这个"味"，一共有五味，酸甜苦辛咸，五味包括了你所有吃的东西，用现代话来说，所有的营养物质全部让它概括了。西医就分得更细了，有几百种营养素，但西医也分五大物质，蛋白质、糖、碳水化合物、矿物质、维生素。

"五味出焉"，关键这个"出"怎么理解，我们吃进脾胃去的，它怎么说是"出"的呢？这个"出"就是指在脾胃产生出来的，化生出来的，供给身体的。到底是你吃的什么它化生出来的？没说。其实古人是很严谨的，这个意思就是说，只要你脾胃强壮了，不管吃什么，它都能给你化生出五味出来，翻译成现代大白话，就是都能给你化生出你所需的营养物质来。

明白了这一点以后，你可以想想，脾胃是不是很神奇？它不在乎你吃什么，只要脾胃强壮了，吃什么都能化生出五味来，也就是化生出各种营养物质来。从这一点就能看到我们中医是内求的。

以前物质条件很差，反而病没有那么多。在我小时候，一个县两个医院，一个人民医院、一个中医院。医院门前，真是门可罗雀，根本没有几个看病的。现在我再回家，我们一个县有多少家医院呢？县级以上的医院大概十七家，各个医院都是满满的！人们确实需要静下心来思考一下，为什么现在物质条件好了，反而疾病更多了。

中医有一句话，"脾胃为后天之本，气血生化之源"。你看整部《黄帝内经》从来没有写过吃什么有营养，只说了一句"五谷为养"。因为五谷具有生发性，那些人造合成的东西，没有生发之力。中医都是取象的，因为五谷具有生发之力，有阳气，所以你只要吃五谷就行了。

从它的表示方法来说，五脏都离不开土。在河图当中，从术数来讲，脾胃的数是5。

$$5+1=6 \text{ 水}$$

$$5+2=7 \text{ 火}$$

$$5+3=8 \text{ 木}$$

$$5+4=9 \text{ 金}$$

这就是河图里面的表示方法，"天一生水，地六成之"，任何一行都有土的成分在里面，就是万物都离不开土。

用十二地支来代表四季，中医讲每季的最后十八天都属土，$18 \times 4 = 72$，一共72天，所以说中医将一年分为五季，土不专旺于一季，但它都寄旺于四季之末。

亥子丑　　寅卯辰　　巳午未　　申酉戌

冬　　　　春　　　　夏　　　　秋

十二地支里每季的最后，丑、辰、未、戌，代表四季之末，这几个都属土，都有土的成分在里面。比如丑，虽然是冬天，还有土气在里面。四季之末都属土。所以说脾主四肢，四肢就是身体之末，就是这么来的。中医不是有个四逆汤么？"四"就是四肢，身体之末，"逆"就是手脚冰凉，脾阳不足。

然后看一下后天八卦图（图3-22）。

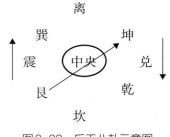

图3-22　后天八卦示意图

阳气从东方升起，从西方落下。坤和艮都是土，就是阳出阴，要经过土，阳入阴，也要经过土，所以说，土非常重要，还有中央，也属于土。中原地区都是属土的，像四川天府之国，它也是属于坤土的，东北黑土地也属土，所以说土重要不重要？

从圆运动上看，我们刚才讲阳气的潜藏和运动是讲什么火？是少阳相火。相火是运动的，阳气运动。那么再看看，心肾相交要经过哪里？经过脾胃，如果脾胃的升降功能失常，心肾还能相交吗？不能相交了。所以从圆运动上看，脾胃的枢纽功能如果失常，外面的圆运动也会失常，我们说胃不降肺也不会降，脾不升肝也不会升。

总结一下脾胃的功能：

（1）脾胃为后天之本，气血生化之源。这就是刚才我们说的，这也是教科书上大家都知道的。那么，通过学习，我们要进一步对它进行认识。

（2）脾胃是圆运动的枢纽。脾胃的运动不正常，升降失常，整个圆运动都动不起来。以后不要只追求吃什么去增加气血了，给脾胃增加负担，整个圆运动都运动不起来了。

（3）脾胃升降正常是心肾相交的前提条件。这点最重要，明白了这个以后，你还要天天吃撑么？中医有一个病名叫"痞症"，就是脾胃被堵塞住了，堵塞不通了，心肾就不相交了，整个人体的能量都没有了，你后天补充再多有用吗？你明白这个道理，也就明白了我们中医为什么讲，越生病越要吃得少，就是调动你先天的能量，让你心肾相交起来。

总结一下脾的功能：

（1）脾的第一个功能是运化

运化，这里面就包含两层意思，一个是"运"，就是转输的意思，这个好理解。

最关键的是这个"化"，要说"运"是物理反应，那"化"就是化学反应了，就是不管你吃的是什么东西，都给你化生成新鲜的血液。我一直在说，不要搞其他方面的科研，你能把脾研究透了，你得省多少钱呀，它能化生出新鲜的血液。人类的科技再发展，最本源的东西也造不了，一粒芝麻，那么小，能造吗？造不出来的。一粒大米能造出来么？造不出来。你的血液能造出来吗，造不出来。这都是科技代替不了的。

所以关键是在这个"化"上，它是把水谷精微，转运到肺里，再和肺的清气结合，清气属阳，水谷精微属阴，结合后布散到全身，这就是天降甘露。古人说话没有白说的，久旱逢甘雨，下雨就是甘露，甘露就是营养，人也是这样，所以说你的脾要强健。

健脾的方式有多少？少吃、吃温热的食物、晒太阳、艾灸、运动、少思虑，现在的人为什么脾胃都虚弱？关键是思虑太多了。

在整个运化里面，我们讲的都是食物，其实还包含一层意思，就是运化水湿。运化一个是包括水谷精微，第二个是运化水湿。大家都知道人湿气一重，脾就不好，就胖。湿气重，脾运化水湿的能力就差，水湿产生的原因就是脾弱。南方人都知道用五指毛桃祛湿，但是，它不健脾，还要采用健脾的方法。如果症状很严重，用中药健脾也可以，理中汤、四君子汤、香砂养胃丸、六君子汤，这些都是健脾的。

你吃再好的东西，但是脾弱，也没用。脾弱时，你吃得越好，它越是垃圾。现在的病有一多半是吃出来的，大部分都是口腹之欲，人本身真的不需要吃这么多东西的，反而你吃得越简单越素淡，减少脾胃负担才好。平时是这个样子，在生病的时候，更要保证你后勤仓库的压力要小，所以越生病，越要少吃。

（2）脾的第二个功能是升清

升清包括两方面：

1）固定内脏：各个星球，都悬浮在空中，它们从来没往下掉过，"大气托之"，是大气托着。你身体的五脏六腑，有没有用钉子挂着或用绳拴起来？没有。他们为什么不往下掉？因为有股气在托着。这股气是什么气？就是脾的清气。你的内脏之所以在固定的位置而不至于下垂，就是有脾的清气来托着它。反过来说，有内脏下垂的，都是脾气弱了，没有能力托举了。

简单来说，比如你早上起来头晕，那就是清气不上升。严重的比如说胃下垂，女同志生孩子后出现子宫脱垂，还有痔疮、脱肛等，中医都叫气虚下陷。这种内脏下垂，中医治疗的效果都很好，用补脾气的方法来治疗，一般来说，就用补中益气丸，但是这个得长期吃，不是一天两天的功夫，需要很长时间才能把脾气改善，一般至少要吃几个月。现在这种病例很常见，女性子宫脱垂的就很多，胃下垂的也很多。升清的第一方面就是固定内脏。

2）脾统血：脾统血就是它有统摄血液的作用，让血在血管里正常运行，而不至于溢于脉外，也就是它能固摄血液，中医是这么认识的。一般皮肤出血，像过敏性紫癜，或者大便下血，还有其他的出血，都是因为脾弱了。脾阳弱了，不能固摄血液了，造成血液外溢，这个一般都是用人参归脾汤治疗。

其实健脾补血有一种很好的药——灶心土，也叫伏龙肝，这个药是非常好的，可惜现在没有了。以前在农村如果有人受寒胃痛，或者吐血了，或者大便带血了，人们都知道从锅灶里面拿一块儿灶心土，掰一些用开水一冲，等土沉淀下来，把上面的水喝了，胃就不痛了，大便带血的人，有的一喝也好了。因为土本身就健脾，再经过炉火反复烧烤，阳气很足，所以这种虚寒性的胃痛马上就好了。

我们再回顾一下五脏和血液有关的都有哪些。

（1）心，心主血脉。心有什么作用？它是动力，它是推动血液运行的。血液运行得有没有力是谁决定的？是心决定的。

（2）肝，是藏血的，肝脏像水库一样，它是调节血容量的。当你运动的时候，需要血，它可以拿出来，开闸放血；你不需要时，"人卧则血归于肝"，血都到你的肝脏储存起来了。我们举过例子，不宁腿综合征，很多见的，就是血虚造成的，你补补血就好了。

（3）脾，是统血的，它统摄你的血在血管里，不至于溢于脉外。脾虚造成的出血很多见，小孩有种病叫过敏性紫癜，大部分都是脾虚造成的，治疗用健脾补血的方法，一般用归脾汤的人比较多。现在有个名词叫"血热妄行"，其实临床上基本见不到的，人没有那么大的能量。所以中医都是用一些补益的方法、健脾的方法来统摄血液的。中医不轻易用寒凉的药来凉血止血，人以阳气为本，中医也不太提倡吃寒凉食物。寒凉食物一个是苦寒败胃，再有就是伤阳气。

脾的两个功能，一个是运化，一个是升清。第一个功能可以说是它生理上的功能。升清关键是什么？是我们讲的和脾胃协同作用，一个升一个降。你要理解它是整个圆运动的升的基础，脾不升肝也不升，要看到它的枢纽作用。不要单纯地理解它只是升清气，要从自然界取象来说，就是地气上升，只有地气上升了，天气下降了，天地交合了，人体才会有能量，否则的话，就没有春天和夏天了。

第 *24* 课

胃的功能和脾的五行类比

上节课我们讲了圆运动的轴心脾胃，大家回顾一下，脾有两个重要功能：一个是运化，一个是升清。运化包括两方面，一个是运化水谷精微，一个是运化水湿。大家都关注胖的问题，一般胖都是脾不运化水湿了。升清也包括两方面，一个是固定内脏，一个是脾统血脉，统摄血液在血管里运行而不至于溢出脉外。

这节课，我们简单了解一下胃。

一、胃的功能

1.受纳腐熟

胃就像一个容器，把我们吃的东西装在里面，这就是受纳。你可以想象一下搅拌机，它把我们吃进去的东西进行初步消化，也就是粗加工，就叫腐熟。它还没有能力像脾一样把食物化成很细小的水谷精微。这里要注意两个方面：

第一，需要吃多少要有觉知。胃是一个伸缩性很强的容器。有时候自己吃饱没吃饱，你还真不是特别知道。你要是把胃撑起来，它能比原体积大很多。它就像一个橡皮筋做的袋子，你吃得很撑也没问题，但是你到底需不需要那么多食物呢？

古人很智慧，认为吃七分饱就行，感觉稍微有点饱，那就赶快停下，不能再吃了。关键是，我们现在由于贪欲，都是吃饱了还想再来一口，所以，胃也就越吃越大。这是第一点需要注意的，我们自己要有觉知，要知道自己需要吃多少。

第二，需要温度。胃是受纳的，还要消化，就像做饭的锅一样，它需要温度。有些年轻人常常吃汉堡、喝冰可乐，看到这样的现象，我们就会想到他吃进去的都是垃圾。不是说汉堡、可乐是垃圾，而是说它是冰的，你吃到胃里就不会消化吸收，就会变成痰湿，变成垃圾。你起码要吃有温度的东西，不要吃低于你身体温度的食物。

我看过研究小肠温度的报道，说小肠也是人的消化器官，小肠温度低一度，这个人的寿命能减少好多年。小肠温度越高，说明这个人的代谢能力越强，消化能力越强。所以我们说经常艾灸关元就很有好处，关元穴是小肠的募穴，你不要认为灸关元和胃没有关系，其实是有关系的。

2.胃主和降

胃主和降说得更直白些，就是胃以降为和，胃一定要往下降，这个降，你也可以理解成两方面。

第一个方面，从生理上来讲，你吃的东西，如果不降的话，怎么去消化吸收？举个简单例子，吃撑了以后就会胃气上逆，会打嗝、呕吐、恶心，这都是胃气不降的表现。胃气是一定要降的，这样才有助于消化。

第二方面，从圆运动来说，只有脾升胃降，整个圆运动才能正常（图3-23）。

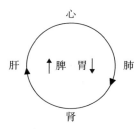

图3-23　圆运动示意图

胃降不只是自己降，肺也跟着降，最重要的是胃能藏相火，然后心肾相交，把这几方面都包括了。现在正好是秋天，肺不降，胃也不降；胃不降，肺也不降。所以，秋天容易消化不良，特别是小孩容易积食，所以秋天小孩要消积、要打虫。同样，从圆运动的外周来说，胃降、肺降，相火就潜藏起来，完成圆运动了；从内圈来说，胃降，就把心肾相交了。

我曾经说过一句话，不管是健康还是养生治病，一个问题解决了，所有问题就都解决了。什么问题？所有问题的关键就在胃降，一定记住这句话。你不要看胃只是六腑之一，只要把胃降解决了，所有的问题就都解决了，想一想是不是这样？心肾相交也是要靠胃降。

我们第一节课讲不生病的前提是什么？四个字：君明相位。但是，从人体的生理上来讲，胃降以后，能达到什么效果？君明相位，是从理论层面上讲的，但具体操作起来怎么讲？胃以降为和。

我希望你们再去理解"胃以降为和"这句话，所有的问题，健康问题、养生问题，都要解决胃降的问题。明白这个道理以后，你吃饭还会吃撑吗？还会吃冰的东西吗？不会。因为胃以降为和，胃一降就心肾相交，把你的神就收住了，所以说修行的人没有吃饱饭的，这是中医的认识诀窍。孔子也说"君子食无求饱、居无求安"。圣人的看法其实都一样，所有的圣人开悟，不要分什么儒家、道家，开悟后的真理都是一样的，只是针对不同的人说法不同而已。

胃以降为和，这点非常重要。《黄帝内经》还有一句话叫"胃不和则卧不安"，什么意思？就是胃不和，你的神就乱了，心肾不交，心火就会扰心神，人就会烦躁，睡不着觉。最简单的解释就是你晚上这一顿吃撑了，今天晚上肯定睡不好。

很多同学问，那脾呢？可以这么说，胃只要降，脾肯定是升的，它们都是相关联的。胃只要不和降，那脾肯定是不升的，它们都是相互的，所以，脾胃是关联在一起的。《黄帝内经》说："脾胃者，仓廪之官，五味出焉。"脾胃没有分开来讲，因为脾胃是关联性非常密切的，比心与小肠、肺与大肠、肝与胆的关系都密切，它处在中枢的位置。

二、脾胃的五行类比

1.五行：土

土是化生万物的，在古代怎么说？"土爰稼穑"，稼穑你可以简单理解成种庄稼，就是万物都是靠土来生长的，万物都归于土，所以万物都离不开土。"脾"字，在古代只要带月字旁的，都是一个实体的脏器。"脾"的右边是"卑"，就是地势坤以厚德载物，所以"地"一个是很低卑的，再一个是包容的，才能容万物。我们说肾是水，有智慧的都是低下的，而且是能够帮助万物的，能对万物有利的，这都是古人的智慧。

2.五色：黄

五色对应的是黄色，这个比较有意思。我一直也没想明白，为什么这个黄色和现在的色情联系在一起，很可能是西方流传过来的，不是我们中医的说法，因为我们中国的传统文化对黄色是非常尊崇的。知道这来源于哪里吗？来源于《易经》。（图3-24）

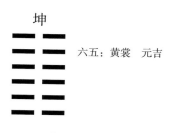

图3-24　坤卦

　　这是坤卦，我们讲了中正是二五爻，要是乾卦的九五，就是九五至尊，飞龙在天了。这个六五爻是坤，是皇后的位置，六五爻辞是黄裳、元吉。六五这个位置非常尊贵，但她里面穿的是像衬衣一样的小衣服，穿着黄色的衣服，这说明什么？她很收敛、不招摇，才能处在这个位置上。如果说我是皇后，我穿大红大紫的，行不行？人家不这么做，人家很收敛自己，穿一个黄色的锦缎一样的衬衣在上身，既显得尊贵，还显得稳重、内敛。所以六五是皇后的位置，是元吉，非常吉祥的。

　　后世对黄色都非常尊崇，这个黄只能用在皇帝的身上，因为他太尊贵了，黄是皇家的专用色。赵匡胤陈桥兵变，黄袍加身，就是让他当皇帝了。大臣立了功以后，皇帝给人最高的奖励，一个是赐黄马褂，一个是赐姓。赵匡胤姓赵，他赐你也姓赵，这是非常荣耀的。

　　中医里脾属土，属黄色，说明脾是非常尊贵的。虽然说它的位置是很卑的，但是实际上是很尊贵的，从古至今的医家，对脾都是非常重视的。之前我们总结脾胃是后天之本，共总结了三条：一是气血生化之源，二是圆运动的枢纽，三是心肾相交的前提条件，由此可见脾非常重要。

在中药里面，一般黄色的都是补脾健脾的，像黄芪。有些药不是黄色的，我们为了让它健脾，就把它炒黄。比如说白术，大家都知道它有健脾作用，但是生白术主要是祛湿的，白术炒黄以后主要作用是健脾。生薏苡仁主要是祛湿，炒薏苡仁主要是健脾。小朋友都喜欢吃锅巴，锅巴有健脾消积的作用，我们中医的焦三鲜，也有健脾的作用。

3.五方：中

脾主要位于中。其实这个"中"，有一种中庸文化在里面，不偏不倚谓之中，也就是三条道，我取中间的去走。脾胃正好也处在人体的中焦，正中间，这也是中医重视脾胃的一个原因。

4.五味：甘

甘味就是甜味。甜能健脾，但多吃甜不好，我们说过不止一次。我们小时候想吃块糖是很难的，年纪大的人都知道，那时候家里都要攒牙膏皮，拿几个牙膏皮去换几块糖吃。但现在，吃糖太简单了，这有利有弊，一方面它能健脾，另一方面糖吃多了就不好了。

甘还有什么作用？缓急。你要考试，或者比较紧张的时候，喝杯糖水能缓解一下，但是过了就不行了，缓急过了就涣散了。

再说说土和水的关系，土能克水，所以，我们中医讲骨病不可食甘。你也就理解了，现在为什么骨质疏松的人多，缺钙的人多，肾虚的人多，这跟吃糖多有关系。我们都知道牙齿也属骨，现在牙齿不好的人也多，大家都知道吃糖多会长蛀牙，其实就是土克水的关系。所以，多吃甜不好，中医是不太提倡吃太多甜的。

5.五季：长夏

长夏一般是夏季的最后一个月，也就是阴历六月份，是脾最弱的时候，也是湿气（暑湿）最重的时候。所以，我一般会让大家从夏至开始吃附子理中丸。为什么夏天不想吃饭？因为那时候湿气重，脾胃最弱，所以老百姓常说疰夏，也叫苦夏，中医有这个名词。这些民俗民谚，都有中医的道理在里面，因为脾胃弱。

天气热，你要是只认识这个表象，就容易吃寒凉的东西，所以，越是这时候病越多。现在冰箱普及，吃冰镇西瓜、冰淇淋、冰饮料很容易，但是吃进去不吸收，就都成了垃圾。你要是想让小孩加深印象，建议夏至以后带小孩去旅游，找个有山洞的地方。山洞里边很阴凉，你给小孩讲，你的胃就和这山洞一样，外面很热，里边很凉，天然空调。你跟他说，现在这么凉，里面还能再装冰的东西吗？我觉得这样现身说法比较好。

每年夏天都有小孩溺亡的报道，特别是在农村，为什么？表面上太阳晒得河水很热，一个猛子下水以后，越往深，水越是刺骨冰凉。

6.五志：思

思伤脾，这个大家应该都有体会，如果这段时间有心事，就不想吃饭。中医讲思则伤脾，思虑多了以后，脾胃就弱，就吃不下去饭。李清照的一首诗《醉花阴》中提及"人比黄花瘦"，是说在中秋节的时候她思念丈夫，吃不下饭，人饿得比黄花都瘦。现在的人脾胃弱，我们反复讲，就是思虑太多了。思则气结，既伤脾胃，气机还不通畅，所以各种各样的病都来了。

你可不要认为只是思伤脾，不想吃饭而已，你得想想我们说的脾的那三点：脾一伤，圆运动就不正常了，相火也不正常了，心肾也不相交了。所以说病由心生，一点错都没有，没有太多思虑就不会受到影响。

7.五常：信（图3-25）

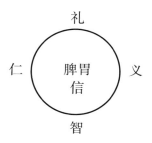

图3-25　仁义礼智信示意图

讲到这里，仁义礼智信就都说完了。为什么脾胃对应的是信呢？从《易经》上看，万物都归于土，土是化生万物的，但是万物应该有序。地球上的万事万物都是有序的，不是杂乱无章的，二十四节气七十二候，哪一种植物哪一天开花，哪一天结果，都是有规律的，候鸟哪天走、哪天来，也是都是有规律的。正因为地球上的万事万物都是有序的，才呈现了一个和谐、有序、繁荣的世界给大家。如果是无序的、杂乱无章的呢？那非常可怕。今天这个冒出来，明天那个又消失了，难以想象，非常魔幻，是不是？这个有序就叫"信"。古时候说，花有花信，海水涨潮退潮都有潮信，风有风信。

人身上有没有信呢？女孩子有月信，你的月信正常，证明你的身体是有序的、是健康的。现在小女孩来看病，你问她月经正常吗，她会告诉你不知道。很多女孩不知道月经什么时候来，日期都是不准确的，非常乱的。月信不正常，失信了，杂乱无章了，那你这个人能健康吗？所以，女孩子一定要注意，月信就代表你的健康，要是月经不信了，那就肯定是不健康了，一定要关注这个。

8.五官：口及唇四白

脾开窍于口及唇四白，与胃相表里，主四肢肌肉。

什么叫唇四白？古代认为人中为正中线，正好上唇下唇分四部分叫唇四白。人的脾要是不好，能从唇色反映出来，唇色发淡的、没有血色的，那都是脾虚。

脾与胃相表里，主四肢肌肉。肌肉的情况，能反映出你脾的强弱，捏一捏就知道，一捏软绵绵的，那肯定是脾虚，真正的肌肉摸起来都很结实。四肢强健不强健，都是脾所主的，我们上次说脾主四末，四末就是四肢。

整个脾胃就给大家介绍完了。

第四部分

中医思维方法

中医的特点和方法论

我们基础的三大部分都讲完了，我希望大家再整体连起来回顾一下，会更有感觉，因为我们是按照层次递进，一步步深入的。

第一部分讲能量，能量的产生，讲了君火和相火，关键是君明相位。

第二部分讲能量的运行，升降出入，有阳气的运动，还有阴气的运动，三阴三阳，厥阴风木、少阴君火、少阳相火、太阴湿土、阳明燥金、太阳寒水。

第三部分讲能量运行的载体，载体主要是肝、肺和脾胃。我们为什么没讲心肾，因为心肾主要在能量产生里面。

这三部分再回顾回顾，便于记忆和理解。

我们将用一节课的时间，讲中医的特点和中医的方法论，再用2节课讲《易经》八卦的基础知识，然后我们共同学习《黄帝内经》的《上古天真论》这篇经典。

一、中医的特点

通过这些天的学习，大家看出我们中医都有什么特点？中医的特点也有三观，给大家简单介绍一下。

1. 整体观

这个我们在讲课当中反复强调过，应该很了解。中医不是头痛医头、脚痛医脚的一门学科。头痛，我可能在脚下扎针。脚痛，也可能给你治肚子、脾胃。

中医不是从局部认识问题的学科，是从整体上来认识，其主要分两部分。

第一个是人与自然是一体的。人体是自然界的一部分，人是不可能脱离自然而存在的。人体在大自然面前显得非常渺小，个体不可能去对抗大自然，如果与天斗、与地斗，自然灾害就多。对于自然，我们要抱有敬畏心，人是自然的一部分，要敬畏天地。

自然是大趋势，中医的认识是在这个大趋势里面包括阴阳的变化，阴阳的变化用中医表示就是五运六气、二十四节气、十二辟卦，大趋势不能去违背，要违背了这种大趋势，就容易生病了。现在是秋天，该降了，如果天天吃辣椒、喝酒、熬夜，行不行？不行，这是对抗自然。人不能对抗大趋势，就是古人说的顺天者昌，逆天者亡，不亡也得生病。

以前有一句话叫"人定胜天"，这是什么意思？就是说人在安定无虑的时候，得到的能量胜过先天赋予的，就是安静时是和天地相通的，"人能常清静，天地悉皆归"。"人定胜天"不是说人能够战胜天。中医治病开方，主要看时间，就是顺应季节的大趋势，现在这个季节（秋）开的大部分方子都是降的，这个大趋势不会改变，然后小趋势上再进行微调。春夏的时候，我们开的方子可以说都是升的。

你们要是看中医，看他开的方子，如果没有升降在里面，他肯定不是一个好中医。治不想吃饭的，弄点消食药；不想睡觉的，弄点安神药；大便不通的，弄点通便药。这不是中医，只是把所有症状罗列出来配的药。

我对古代一些医案，有一个自己的观点和疑惑。一些医案没有写时间，这个病人的就诊时间应该写清楚，这个医案才有价值。只要有年份、时间，五运六气就推出来了，就知道那时候是什么样的气候变化了，就知道大趋势是什么样了。如果只写了患者是什么病，大家只是学了个方子，用了可能就没有效果。

一定要知道中医的整体观，第一个，就是说人与自然是一个整体，是不可分割的，也就是脑子里要理解自然是大趋势，不要违背它。

第二个是人本身也是一个整体，通过五脏六腑、十二经络、气血津液、四肢百骸等有机联系。比如说，经常口腔溃疡的，中医有一个有效的外治方法，把吴茱萸研成粉以后，用醋调一调，贴在足心的涌泉穴上，晚上睡觉的时候贴上，第二天口腔溃疡就好了，什么原理？明白了十二经络的走向你就知道，是通过涌泉穴引火下行，绝对不是说治口腔溃疡就针对嘴巴治，中医这样的例子太多了，就是上病下治，下病上治。明白了五脏六腑、十二经络以后，按照疾病的循行走向，去取穴、去治疗都可以。再比如说胃痛，中医治疗时可能问你，是不是最近生气了？要是生气了，就给你开点疏肝的，药里有柴胡、白芍，先疏肝；或者问你受凉了吗？要是受凉了，加点干姜、吴茱萸、肉豆蔻；若最后这些都不是，再问你，是吃多了吗？如果吃多了，给你加点消积的药。

中医认为人体是一个整体，不可能从局部上去治疗。比如脱发的问题，中医认为有多种原因，要辨证看待。

（1）肾其华在发，脱发可能是肾的问题，老年人掉头发可能是肾虚，故补肾治脱发。

（2）发为血之余，脱发和血也有关系，妇女生完孩子会脱发，那就要补气血。

（3）肺主皮毛，脱发和肺有关系，肺津不足，肺气不利，皮毛失养，发根得不到滋润易脱。

（4）从外邪来说，脱发和湿气也有关系。比如说，男同志喝酒多的，体内湿气很重，人体内湿热互结，向上蕴蒸头部，腐蚀发根与毛孔，就用健脾祛湿法治疗。

（5）脱发跟风邪还有关系，比如说在西部地区，风很大，头发很干枯也容易掉。

（6）脱发还跟气滞血瘀有关系，比如这个人瘀血很严重，发根不易得到气血的濡养，用活血化瘀方法也能治。

你看方法多不多？中医认为人是一个整体，不可能从局部去认识问题。明白这个原理以后，我们开发出了很多方剂的新用法。举一个简单的例子，大家都知道五子衍宗丸，以前是备孕用的，不受孕用它，但是通过整体观考虑，因为五子衍宗丸有生发作用，我们开发出很多的新用途。比如说生发不利肝虚的，我们用这个药去治；到秋天了湿气很重，肝得不到生发，浑身乏力的，我们也用它，吃完以后也很好。

2.辨证观

有人说中医是最高级的私人订制，就是中医的辨证观。中医最大的特点是因人、因地、因时制宜。没有任何一个方子适合所有的人、所有的季节、所有的时间段。如果外边哪一个高人，给你一个方子，说这个方子包治百病，你千万别信，这绝对不可能。我们干了那么长时间，还没见过一个方子在临床上是屡试不爽的，可能适合于甲的，就不适合乙，可能适合冬天用的，就不适合夏天用。

学会辨证观以后就知道中医并不神秘，用现代话说，是一个高级的私人订制，是一人一剂一方。可以说，每个季节，都要给你换方子。来一个病人，给开一个方子，回去让吃 3 个月的，这样的方子不要去买。我们在临床开药最多就是 15 天，也就是说你过一个节气要来再看一次，因为节气变化了，这个方子肯定就有所变化，就不太适应了。我们讲二十四节气，比如都是秋天，但每个节气一样吗？差别很大。

从这个观点出发，中医里面有同病异治、异病同治。很可能这个人是咳嗽，那个人也是咳嗽，两人都来看病，看完以后，他咨询医生，怎么都咳嗽，开的方子不一样？这是同病异治。可能这个人是感冒，那个人是心悸，来看病了，一看开的方子是一样的，很奇怪，我们两个病不一样，是不是你开错方子了？这是异病同治。倪海厦老师治疗癌症开的都是治感冒的方子，你要是不了解这些，认为这个医生有点不靠谱，明明是癌症，怎么拿着感冒方子治癌症？其实，这就是同病异治、异病同治的体现。

我有个印象很深的例子。一个熟人，他爷爷是脑栓塞后遗症，有点偏瘫，走路不稳，他说他爷爷生病的时候，遇见一个老中医，把祖传的方子给他们，结果他爷爷吃了几个月以后就能下床走路了。那时我工作时间不长，就很好奇，我说把这方子给我看一下，刚开始他不给看，很神秘的样子，到后来很熟悉了以后，给我看了，我看完以后就想笑了，什么方子？就是王清任的补阳还五汤。这是非常普通的一个方子，他说是祖传老中医给的方子。这个方子让别人吃，可以不可以？不一定能有效。但是他爷爷吃了3个月，就好很多了。

同病异治、异病同治，一定要知道辨证关系，凡是跟你说包治百病的，千万别信。有的病人说，我有息肉，或者胃炎，给我开点药吧，我就很为难，确实开不了。

3.恒动观

中医都是用运动发展的眼光去认识问题，你们为什么来学中医？其实你们潜意识里就有这种养生的概念，是你们生病了吗？不一定。中医是一门养生学，为什么找中医养生？中医有运动观的理念在里面，就是用发展的眼光看问题。今天不得病，明天不一定不得病，生活方式不改变，就可能导致疾病的发生。

这个恒动观主要包括两个方面：未病先防，既病防变。

未病先防这一条就是中医的预防学，就是用发展的眼光看问题，用运动的眼光看问题。人终究是要得病的，怎么去预防，用哪些方式能够让人少发病，或者轻微发病，或不发病。

如果全国推广让中学生都学点中医，医院的患者会少很多。往往就是一念之差，一个理念的问题，你们学习过的就都知道了，往往就是吃东西稍微注意一下，睡觉提前一个小时，就很可能杜绝很多疾病的发生。

中医有整体观，即使是病了，也可以预防传变。举一个简单的例子，《金匮要略》上有句话"见肝之病，知肝传脾，当先实脾"。中医这种理论是什么呢？就是疾病的传变都是按五行所胜传变的，就像打架一样，我能打过你，就专门找你打架，肝脏能打过谁呀？肝属木，能打过脾（土），所以肝病往脾上传。脾能打过谁呀？土克水，脾往肾（水）上传。肾往哪里传呀？心（火）。所以这就是中医疾病的传变规律，简单不简单？很简单，就是它能打过谁，它就找谁去。所以说肝有病了以后，先把脾保护起来，防止它传变。这就是中医理论，利用运动的眼光去看问题、去辨证、去治疗。

这就是中医的三观，在我们讲课当中时刻都体现了，你们就记住中医也有三观就行了，很好记——整体观、辨证观、恒动观，这三观就是中医的特点。

二、中医的方法论

下面我简单说说，中医的方法论，也就是中医是怎么认识问题的。

1.取象类比

取象类比分为两大类。

（1）自然取象

我举的例子很多，大家可以回顾一下。春风，天地相交，下雨下多了把树木沤了，阻碍了木的生发，都是从自然取象。人体有什么象，自然界就有什么象，这就是中医认识问题的一个很重要的方法。

只要在自然界找到怎么去取象，你对它的机理就认识透彻了，然后也知道怎么去治疗了。像湿气重，天天下雨，怎么治疗？健脾啊，刮阵风啊，风也可以祛湿，就是这么简单。到春天，还冰天雪地的，怎么办？来股春风不就行了么。

（2）五行类比

我们中医没有显微镜也没有实验室，那怎么认识肝脏？肝脏就像自然界的春风一样。同理，肾脏就像水一样、脾脏就像大地（土）一样，都是用五行类比。

五行类比的例子太多了，药材也是这样子的，从颜色上，比如说凡是红颜色的，大多属火，大多能入心经，或者是活血，或者是镇静。像朱砂是红色的，可以镇静；红花、玫瑰花都是活血的。白色的药材大多是润肺的，黑色的药材大多是补肾的。

再从形状上说，最典型的一个例子就是核桃，以形补形，它的形状就像大脑，所以说核桃就有补脑作用。腰果、沙苑子，外形都像肾一样，所以能补肾。中医还有一个以脏补脏的方法，也叫同气相求，像羊腰，就能补男人肾。麻黄、芦根，都是中空的，就能利尿；木通也是中空的，能利尿。

再从功用上说，那就更简单了。比如地龙、穿山甲都能钻洞，所以它在人体就可以活血通络。我们还举过例子，鸡内金，就是鸡的胃，它有什么功用？鸡是没有牙齿的，但沙子、石子什么都吃，生物学的一个特性叫"弱于齿者必强于胃"，所以说鸡内金能消积食，也能消结石，都是取象来的。

取象的例子太多了，中药学里基本上是用五行类比的方法去认识的。所以中医说复杂也复杂，说简单也简单，要是把这些理论掌握了就很简单。

2. 司外揣内

司外揣内法，有点猜测的意思了，这相当于我们现在的黑箱理论，一个箱子，不打开，但知道箱子里面是什么。现在科学也在研究这些理论，也证明了中医的科学性。中医说"有诸内必形诸外"，就是里面是什么样的，必然在外面会反映出来。中医在几千年前就有这种认识，只是科学现在才去研究这个。

举个简单的例子，《扁鹊见蔡桓公》里面，扁鹊一看到蔡桓公，没给他把脉，也没问诊，第一句话说"君有疾在腠理"，腠理是表，他怎么知道的？有诸内必形诸外，一看他外表就知道有病了。第二次见他说"君之病在肌肤"，不是"疾"是"病"了，也没给他把脉，但是看出来病往里发展，第三次见他说"君之病在肠胃"，之后是"在骨髓"。最后扁鹊直接就跑了，病在膏肓了，没法治了，针药所不及，就是不管是针刺还是用药，都达不到那地方，结果蔡桓公过几天就死了。

其实张仲景也有一个例子，《针灸甲乙经·序》中记载的，"建安七子"之一王仲宣，是在朝廷当官的，张仲景在他20岁时说，你40岁当落眉，落眉半年以后就会死，服五石散可免。结果王仲宣就和蔡桓公一样，不信，没有吃药，结果到四十一岁时，王仲宣果然落眉，半年后就死了。

这就是司外揣内的方法，其实刚开始可以说是经验之谈，慢慢地它会发展成规律，现在科学也证明了。我们都有这种经验，不用打开西瓜，通过西瓜皮的颜色，或者敲一敲听听声音，就知道这个西瓜熟没熟，甜不甜。再慢慢发展出一种理论叫黑箱理论，就是司外揣内的方法。所以说中医科学不科学？不仅科学，而且比现代科学要早几千年，远远走在现代科学的前面，只是有些没被现代科学所证明。

第二个方法就是司外揣内的方法，由外来测内，能测出来。

3.见微知著

见微知著，就是从局部知道整体。比如把脉，从局部能说出全身的情况，还有舌诊、掌诊、眼诊（通过看你的眼睛来诊病）、耳诊等。这个已经被现代科学证明了，叫全息论，任何事物的一个局部，都是整体的全息缩影。科学家上月球多少次了，能把月球搬回来吗？不能，只能从月球捡一块石头拿回来，那块石头就是月球的全息缩影，通过研究这石头，就能认识整个月球。

最早发现这个时，正好是我上大学那年，那一年有个报道，非常有名的，是山东大学的张颖清教授，他发现了人体第二掌骨的全息律，就是他发现人体的第二掌骨，是整个人体的全息缩影。他首先发现生物全息，这个发现可不得了，全国都在研究，很快自然全息、摄影全息，包括现在用在军事上、气象上的都是全息，已经非常普及了。其实中医几千年之前就说了，比如耳朵，就是一个倒置的胎儿图形。

见微知著，就是说从局部来认识整体，现在已经证实了，就是全息律，任何一个局部都是整体的缩影。佛陀的认识就更深了，一粒微尘里就有三千大千世界，"一叶一世界，一叶一菩提"，这个话说得更深了，更透彻了，以前我们都认为是迷信，其实真真切切是科学的。

这种理论在我们中国太多了，举几个例子，不光是中医，这个最早见于《易经》，坤卦（图4-1）。

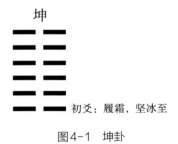

初爻：履霜，坚冰至

图4-1　坤卦

坤卦初爻怎么说的呢？初爻爻词"履霜，坚冰至"，在北方，看到霜了，就知道有冰的日子快要来了，是不是"见微知著"？这是来源于《易经》的。还有"一叶知秋""窥一斑而知全豹"等，中国古代传统文化里面，都体现了见微知著的道理。

这种理论在我们中医上运用得很广泛，一个人来看病，中医通过把脉，就完全知道你身体的整体状况了，这就是"见微知著"。

　　中医认识问题主要采取这三种方式：取象类比、司外揣内、见微知著，这就是中医的方法论。

第 **26** 课

先天八卦

大家都知道"医易"同源，就是中医的理论来源于《易经》，所以今天我们就把《易经》的简单基础知识介绍一下，先跟大家说说八卦（图4-2）。

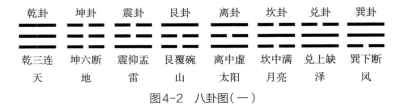

乾卦	坤卦	震卦	艮卦	离卦	坎卦	兑卦	巽卦
乾三连	坤六断	震仰盂	艮覆碗	离中虚	坎中满	兑上缺	巽下断
天	地	雷	山	太阳	月亮	泽	风

图4-2　八卦图（一）

这最基础的，要先把这个记下来。相传在古代，我们的老祖先伏羲氏，有一天面南背北坐在那里思考，我们所处的这个地球是什么样的？他观察到什么呢？（上面是南，下面是北，一定要知道这个关系，因为这是一个立体空间的图形）他的南方或者是上方是天，"乾"最早就代表天，在最早的先天八卦它的取象是天。想象我们自己面南背北坐着，那背后或者下面肯定就是地（图4-3）。

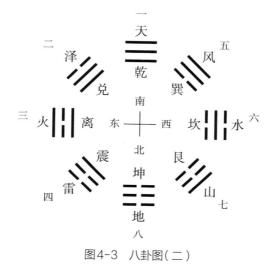

图4-3　八卦图（二）

关键是其他地方，他看到了东南方是兑，兑就是泽，就是有水的地方，在东南方是有水的，我们中国的东南方福建水比较多。然后又看到西南方，西南方是巽，巽代表风，到云南导游会给你介绍风花雪月，上关花、下关风、苍山雪、洱海月，风花雪月四大景观。下关有个风道，导游会给你介绍，这里是一年四季刮大风的地方，这风刮到什么程度？那地方没有清洁工，不需要打扫卫生，天天给你吹得干干净净的。你要开车到那地方，把油门松开，风能推着车往前走，风能大到那种程度。

他看到太阳从东边升起，月亮从西边落下。一个月有几天，我们会在早上看到日月同辉的现象，所以"离"最早就代表太阳，"坎"最早就代表月亮，日月同辉。这是最早的取象，它取象不只取一个，他还感觉到雷声发自东北方，"震"是雷，这是伏羲氏感觉到的，当然雷不一定只在东北方。我们的西北方是什么？黄土高坡，再高那就是喜马拉雅山，"艮"就是山。

它们对应的数字就是：乾一兑二离三震四巽五坎六艮七坤八。你要愿意研究，一定要记下，你不愿意研究，就不用记了，后天八卦用数字起卦，都是用先天之数。

最早的取象就是这样的，这就是先天八卦。先天八卦讲的是空间，从宇宙来讲，它讲的是宇，就是世界形成以后，本来就是这个样子的。这个是先天八卦，还没运动，运动以后是后天八卦的，我们下一节课讲。

这里边有几个问题，有一个最大的问题，《易经》上有几句话，后人解释是很多的，关键是对这几句话的理解。

天地定位

山泽通气

雷风相薄

水火不相射

就像山泽通气，后世都在解释山和泽是怎么相通的，很多人就研究，有没有地方是通气的，确实也能找出证据来，山泽确实是相通的，水和山是相通的。比如古代行军打仗，在旱地上，或在沙漠上走，找不到水源，怎么办？挖一个坑，里边点上艾草，艾草冒出烟多的地方，证明有水，有水证明山和泽是通气的。进行这方面的研究可不可以呢？我觉得可以，但是我觉得不深入、不确切。

我们学那么久中医，应该能明白一点：站在一个高度上去看，山泽、雷风、水火本来是一家，什么意思呢？《道德经》上说"道生一，一生二"，空生出了一，一再生出二。我们还学过一首诗"松下问童子，言师采药去"，不管是学道还是干什么，要向童子学习，童子一般是七八岁之前的小孩，肾气还没发育，阴阳未分、混沌未判。然后童子说他的老师是"道"，"只在此山中，云深不知处"，就是百姓日用而不知，其实道就在我们周边，但是我们看不到它。一生出的二，是指阴阳天地，我们换个思维去理解，得倒过来去看，它们分开来之后，本来是一家。

所以我总结了几个特点：

第一个特点就是它分成二以后，表象对立。不管是阴和阳、天和地、山和泽、水和火，表面看都是水火不相容，表象看起来都是很对立的。其实不管是中医治病也好，还是社会矛盾也好，可以说根源都在对立上，一有对立，就要去斗争。我不止一次说过，我觉得中医的一个观点是很值得商榷的，就是阴阳平衡，因为有平衡就有不平衡，那不平衡就要斗争，就要打仗。关键是我们现在人接受了太多这样的理念，我们也可以举几个例子。

一个小孩十多岁，得鼻炎，总流鼻涕，天天洗鼻子，他父母给他洗了七八年鼻子。他们来找我看病的时候，我感到很惊奇，小孩的父母还是很有知识有文化的，我说你赶快停掉，不要再洗了，父母说不洗的话，他有鼻涕，我说洗那么多年好了吗？他说没好，我说你赶快停掉。停掉以后反而好了，一星期以后小孩就不流鼻涕了。就是说，我们和外界的一些东西，表面看起来是对立的，其实应该是和谐共生的。比如说我们的鼻腔里面，我们的肠道里面，还有我们的口腔里面，都有很多菌群，平时它不会对人体造成危害的，你把正常的菌群给杀掉以后，反而要生病了。

第二个特点就是本质和合，最关键就是认识到本质是和合的。就是它虽然分成了阴阳、天地、山泽、雷风、水火，但你要理解它们的本质是一家，是由一分出来的，所以不应该去斗争，不应该去对立，只是我们人认为这种表象存在，所以我们的主观意识上认为它是对立的。

我记得在讲第一课的时候，有同学问心肾怎么去相交？正常情况下，心肾就是会相交。像自然界里，天和地，没人管它，到春天自然相交了，完成了新一轮的相交之后，释放完能量以后，到秋天又各回各家了，然后第二年又重新开始，没有人管理它。我们人主观意识太强了，今天想这，明天想那，反而让神浮越在外，导致心肾不交。一个正常人，没有那么多的思虑，没有那么多的欲望，心肾肯定是相交的，肯定是健康的。所以它本质是和合的，心肾本来就应该相交，本来就是一家人。

学习这点非常重要，你要知道它是从"一"分化出来的，就像一家人一样，小孩年龄大了要分家，分家以后就一定要斗争吗？所以我觉得学习传统文化，理解这点非常重要，它本质是和合的。

山和泽本来是一家，雷和风本来是一家。当然我们从字意上去研究它是怎么通气的，怎么相薄的，它怎么不相射的，可能也能研究出一定的成果，但是你要站在一定的高度去看，就明白了，它本质是和合的。

这就延伸出第三个特点：和则益，分则害。只要是和合的，就对事物、对整个环境有益，就能释放能量。天地阴阳和合，对大自然就有好处，就像人体的心肾相交，就是水火既济［图4-4（1）］，好处就是健康不生病了。最根本的，心肾相交是人体一切能量的来源，是君火；不和合，那肯定就是害。这个观点，我想了很长时间，我觉得这才是本质问题。

我们再来推断一下，看有没有道理。换一个角度，来看看刚才我们讲的山泽通气、雷风相薄、水火不相射，当然这个组合你要注意，一定是阴卦在上面，阳卦在下面，它才是既济的，就像地天泰一样。很多人说，火在上面不行吗？那就是火水未济了［图4-4（2）］。

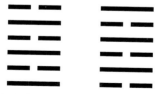

（1）水火既济　　（2）火水未济
图4-4　水火既济、火水未济

水火在一起是既济卦，这个卦就说明了和合。如果是火水相分的，就是未济，《易经》最后一卦是什么卦？火水未济，就是这个世界处在一个未济的状态，又要重新来一轮。你看这个水火既济是不是就圆满了、和合了？就是我们说的那个道理。

为什么心和肾的位置，心在上，肾在下？那是先天分出来的，但是形容它的状态应该是水在上，火在下。因为水本身是往下的，火要往上，这样才能水火既济。要是火在上，水在下，那火往上走，水往下走，不就分离了吗？这和地天泰的道理是一样的，地天泰是地在上面，天在下面。

再看风雷益。这个"益"，肯定是好的，我们都说利益、收益，也就是说只要和合就是增益的。雷风相薄，我们有句话叫：火借风势，风借火威，是不是互相增益的？就是这个意思。这个不只体现在风火上，在其他方面，你只要和合，都是这样子，都是互相增益的（图4-5）。

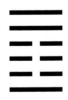

图4-5　风雷益

再看泽山咸，"咸"这个字是什么意思？我们汉字很有意思，你要是看单纯的一个字不好理解，看看"感"这个字，那泽山咸是什么意思？就是水和山是有感应的，这种感应是无心的，所以"咸"是什么意思？无心而感。我们最初讲的，就在这个卦上体现出来了，表象相互对立的两方，本质上都是互相感应的、相通的。这种感应不是用心的（图4-6）。

图4-6　泽山咸

有一句话是"人类一思考，上帝就发笑"，所以，这种感应是无心而感，所有用心的都是带有主观意念在里面的。本本原原、坦坦荡荡、自自然然的，多好啊。就像天地一样，每年到立春，就开始相交了，就是无心而感。像我刚才说的，人为什么心肾相交？你天天想着我心肾相交，我心肾相交，你越想越坏。

理解了这个以后，你还需要去研究山泽通气吗？不需要，它本身就是有感应的，本身就是无心而感的。山和水也好，雷和风也好，水和火也好，都是无心而感的。它们有这个基础以后，才有和合的本质。有同学说那你翻个个儿不行吗？那就不行了，阴在上、阳在下才是和合，就是地天泰，它是取一个象，取一个和合之象。那天在上、地在下，就是天地否了，就不相交了。

山和泽是什么？你们要愿意研究，回去可以再看看，山和泽反过来，就叫损卦。你不要研究这个卦象是什么样的，你只想这个字——损，肯定不好。

世界上的万事万物，本身都是无心而感的，人类是太有心了，追求的都是一些"相"上的东西。我觉得学习，慢慢地要提高高度，站的高度不一样，肯定理解不一样。明白了这个意思，接下来再看跟我们中医的关系，通过我们这么多的铺垫，意思就很明显了。

> 山泽通气——太阴湿土
>
> 雷风相薄——厥阴风木
>
> 水火不相射——少阴君火

中医理论很多来源于《易经》，只是我们很多人没有明白，没有发现这个规律。

最后总结一句话，先天八卦，就是伏羲氏在远古时代，观察整个地球的地形地貌，把地球的空间给我们描绘出来了。空间就是先天，用中医的话来说是属阴，也就是"宇"。后天八卦就是阳，讲的是时间，讲的是运动，也就是"宙"。

第 **27** 课

后天八卦

上节课讲了先天八卦，这节课讲后天八卦。后天八卦是一种什么形式呢？（图4-7）

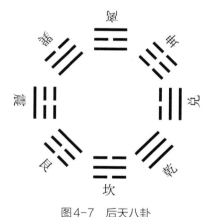

图4-7 后天八卦

后天八卦和先天八卦最不一样的地方在哪里？先天八卦叫天地定位，中国人习惯上以什么为主位呢？就是你面南背北，南北是主位。乾坤到哪里去了？到偏位了，西北和西南。所以第一个问题就来了，什么叫天地退位？天退位了，不在正位上了。那它为什么退位呢？因为完成使命了，乾坤生六子，生完六子以后就退位了，就像老年人一样，把儿女都培养成才了，就不问事了，就要颐养天年了。有句话叫"功成，名遂，身退，天之道也"，这是自然规律，不要贪功，你所做的事情都是自然而然的，要有这种心态。凡是贪功的下场都不好，所以说"飞鸟尽，良弓藏，狡兔死，走狗烹"，这就是不按天道做的结果。

历史上这种典故太多了，韩信总觉得自己功劳大，最后让吕后害得多惨。做得最好的是谁？范蠡。范蠡帮助越王勾践复国后，一叶扁舟到山东定陶做生意去了，结果成了全国首富，写了一本书，叫《计然篇》，这本书叫商界奇书，做生意的人都看。他做得好，就是符合天道，功成、名遂、身退，千万不要认为我功劳很大，贪功没有好下场的，不符合天道。所以后天八卦，乾坤生六子以后就退位了。

现在就开始讲它的本质问题了。

帝出乎震，齐乎巽，相见乎离，致役乎坤，说（yuè）言乎兑，战乎乾，劳乎坎，成言乎艮。

"帝出乎震"，古人对阳气是非常崇拜的，所以这个"帝"就代表阳气，就是他观察到阳气是在东方发生，用中医的名词就是相火生发，肝对应东方，就是肝的位置开始生发了，他观察到相火从东方开始升起了，生发出来了。

"齐乎巽"，"巽"是在东南方，但是在什么时间？后天主要讲时间的，大概的时间就在春末夏初的时候，万物生长都很快，"齐乎巽"就是阳生阴长，因为阳气生长得快，植物生长也很快，所以说阳生阴长。

"相见乎离"，这时到了夏至，为什么要相见呢？原来看不到，万物都长成了，到夏天你都看得很清楚了，就是你能看出万物本来是什么样子了，所以叫"相见乎离"，万物相见于离，万物蓄秀而相见。

"致役乎坤"，坤卦是属土的，到立秋了，万物化生而收藏。土是化生万物的，这时候，阳气要潜藏到土之下，所以要劳役坤土，就是坤土很劳累。"役"就是役使，古时候要服劳役，就是很辛苦的意思。它一方面要收敛阳气，一方面要化生万物，是不是很辛苦？

"说言乎兑"，"说"就是"悦"的意思，这个是秋分的位置，为什么说言乎兑？收获了很开心，就像中秋节晚上老年人看着儿孙满堂，吃水果吃点心，赏着月，非常高兴。就是阳气虽然潜藏了，但是它的任务完成了，大自然都收获了，所以功成身藏而喜悦。

"战乎乾"，这时阴气最重了，阳气要潜入进去，阴气能轻易让它潜么？就像冬至夏至一样，阴气要排斥它，你一个外来的肯定要被排斥，排斥就要斗争。这时候是阴阳交战最激烈的时候，就是立冬的时候，也是比较寒冷的时候，所以说"战乎乾"。因为阳气（少阳相火）要潜入阴中，阴要排斥它，所以它们互相斗争，叫阴阳交争而战。

"劳乎坎"，你看这个名词用的，"致役"也是劳的意思，它叫"致役乎坤",那让谁劳？让坤劳。"劳乎坎"是什么？是他本身自我要劳累。为什么叫"劳乎坎"呢？想想那个"坎中阳"，我们讲过肾，肾为作强之官，和这个意义是相同的，位置最低，还要把能量输送到全身各处去，很辛苦，这时候是冬至，阳气还很弱小，所以说这个"劳乎坎"是作强而劳。

"成言乎艮"，这时候阳气就不弱了，到立春了，阳气已经蓄积了，就要整装待发了，新一轮的阳气又开始要生发了，这个"成"就是约定成俗的意思。"成言乎艮"就是我要开始蓄势待发，立春了，新一轮的阳气运动又开始了。

帝出乎震（相火生长）

齐乎巽（阳生阴长）

相见乎离（万物蕃秀而相见）

致役乎坤（万物化生而收藏）

说言乎兑（功成身藏而喜悦）

战乎乾（阴阳交争而战）

劳乎坎（作强而劳）

成言乎艮（蓄势待发）

从这些意思能看出来什么问题呢？和先天不一样在哪里？先天讲的是空间，后天讲的是时间。先天讲的阴，后天讲的阳。先天讲的体，后天讲的用。所以说后天讲的是阳气运动。

先天：宇，空间，体，阴。

后天：宙，时间，用，阳。

这样理解就很简单了，《易经》也不是很神秘。左边是升，太阳主升，右边是降，阳明主降。然后整个的运行就是少阳相火的运动，左边主升，右边主降（图4-8）。

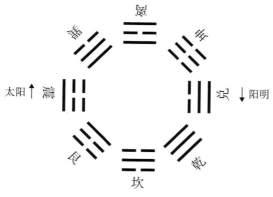

图4-8　后天八卦左升右降

上面我们讲了山泽通气，雷风相薄，水火不相射是三阴，那这里三阳出来了吧？所以说医易同源，合理不合理？合理吧。经典、古书一定得多看，慢慢体会，千万不能望文生义。比如说"帝出乎震"，你们可以在网上查查，什么解释都有，有说春天花开了，这个"帝"代表花蒂的意思，这个解释真是有点儿望文生义。古代的"帝"是非常崇高的、非常尊崇的，尊崇什么？尊崇阳气。

我们画这张图（图4-9），尽量画大一点，因为里面要填的东西非常多。我们把《易经》的基础再给大家说一下。

巽	离	坤
震		兑
艮	坎	乾

图4-9　后天八卦讲解示意图（一）

太极生两仪，就是一生二，两仪是什么？就是那个太极球，你可以想象它转呀转呀，最后清气往上升，浊气往下降，形成了阴阳天地，清上升为天，浊下降为地。

两仪生四象，四象是什么？咱们讲的都是通俗的，不要想得那么复杂，四象你简单地理解成春夏秋冬也可以。后天八卦说的是时间，所以两仪生四象，四象够不够呢？不够，太笼统了，四象只是说一个大的范围。春夏秋冬，春分、秋分、夏至、冬至，够不够呢？不够，然后四象生八卦，又加上了四立，立春、立夏、立秋、立冬，这就出来了八卦。太极生两仪，两仪生四象，四象生八卦，就是这么来的（图4-10）。

你看十分钟你们就听完了八卦，要是自己神秘地去看，可以说你理解半天也理解不了。先天八卦说的是空间，你记住天地山泽，雷风水火。后天八卦代表的是时间。

我们经常说春风，只有春风才能生万物，我们处在这个中

巽 立夏	离 夏至	坤 立秋
震 春分		兑 秋分
艮 立春	坎 冬至	乾 立冬

图4-10 后天八卦讲解示意图（二）

土是非常难得的。

《黄帝内经》有九宫八风，有八种风，从春分开始，正东方，叫婴儿风。立夏叫毛风，也叫弱风。还是那句话，别在名象上下功夫，只是起个名字而已，你就知道这八种风就行。愿意进一步学习中医的就记一下。

九宫格其实就是来源于《易经》，就是你横着加竖着加，都等于15。它有什么规律呢？把这四句话记住就行了。

戴九履一，二四为肩，左三右七，六八为足。

"戴"就是头，就是九。"履"就是鞋，是足，就是一。"二四为肩"，我们古代的时候看书是从右往左看，所以右二左四，然后左三右七。"六八为足"就是右六左八。中间是五，我们反复说中土都是五（图4-11）。

现在可以验证一下，看看横竖相加是不是都是15？

我们这里只是说了一年的8个节点，就是阴阳变化最剧烈

巽 立夏 弱风 四	离 夏至 大弱风 九	坤 立秋 谋风 二
震 春分 婴儿风 三	中 五	兑 秋分 刚风 七
艮 立春 凶风 八	坎 冬至 大刚风 一	乾 立冬 折风 六

图4-11　后天八卦讲解示意图（三）

的8个时候。一年有二十四个节气，还有七十二候，古人就想办法了，八卦不够用了，就有了六十四卦。那些算卦的给你看风水，拿个罗盘，里面有二十四山，其实就是把六十四卦全部排在一个罗盘上，就是二十四山了，就是罗盘了。那里面二十四个节气都有，把方位也排成了24个，那就是风水，不要想得很神秘，只是起了一些名象的东西，让大家不好理解，当然你们愿意研究可以研究，但千万别迷信那个。但行好事，莫问前程，做到问心无愧最好。

　　我用了两节课的时间，把《易经》的基础给大家简单说了一下，包括它跟中医的关系，只是为了让大家感觉它不是那么神秘，比较好理解。这是最基本的东西，只是给你们一个拐杖，你们愿意继续学，自己深入去看就比较容易一些。

第28课

上古天真论（上）

　　中医基础部分，基本上讲完了，学中医是个理念，是个慢性过程，不可能几周的时间，你就完全掌握或是落实了，要知行合一，要落实在你的行动上、你的生活中，还需要一个过程。我希望大家坚持去学，这个仅仅作为一个开始，一定要坚持下去，不断地读中医书，不断地去实践，我们只是给大家做了一个开启。

　　我们和大家共同再学习一篇经典，就从《黄帝内经》的第一篇开始，开个头，希望你们继续往下读，题目叫《上古天真论》，先解释一下题目。

　　上古就是从远古时代到三朝（三代），三朝是什么时候呢？就是夏商周，都叫上古。关键是"天真"两个字。"天"是什么？天是本源的、本来的，我们说"常先身生，是谓精"，天就是本来、先天的意思。这个"真"，我们说过老子的一句话"窈兮冥兮，其中有精，其精甚真"，"真"是精的意思。所以这个"天真"可不是我们现在的天真烂漫的天真，是先天的肾精。这篇题目是什么意思呢？就是学习上古的人怎么保持先天肾精的方法，可不是保持天真烂漫，学中医的这样解释会让人家笑话的。

上古的人比较淳朴，这篇《上古天真论》就是让我们学习古人怎么保持能量。

正文: 昔在黄帝, 生而神灵, 弱而能言, 幼而徇齐, 长而敦敏, 成而登天。

这一段，有点神话色彩，但是，你学古文，就要认真去理解，不要把它当成很神秘的东西。传说黄帝生在现在的河南，河南新郑有个地方叫轩辕，它是地名，后世都说我们是轩辕后代，其实这是地名。黄帝，姓公孙，古书上有记载，相传他的母亲在一天晚上夜观北斗，感而受孕，一道光进入体内，结果就怀孕了，这是为了说明黄帝不是一般人。"生而神灵"就是他生下来，神灵就是和天地相通的。

"弱而能言"，可不能理解成会说话，古时候的会说话和我们现在的会说话是不一样的。我们现在要说小孩能讲话，那是会叫"爸爸""妈妈"了，人家可不是，这个能言是从自性流露出来的语言，是不同于凡人的，根本就不像凡人所说的话一样。我们都知道，一般的圣人、先贤，说话都是自性流露出来的。那什么是自性? 就是你本来具足的，能和天地神灵相通的自性，人的自性是十分圆满的。六祖慧能开悟以后说"何期自性，本自清净；何期自性，本不生灭；何期自性，本自具足；何期自性，本无动摇；何期自性，能生万法"。这就是说你本性里面什么都有，什么都具备，所以人的自性是和天地相通的。

"幼而徇齐"就是在年幼的时候，知识就非常广博了。"徇齐"就是知识广博、渊博的意思。

"长而敦敏"这句话比较简单，就是敦厚而敏捷。

"成而登天"，这个"登天"是指登上了天子之位。古代的皇帝被称为天子，是替天来行道的，所以叫天子。

这一段是说黄帝不是一般人，为什么把这段放在最前面呢？有这么一个意义在里面。虽然黄帝不是一般人，但是要想长寿，要想长生不老，还要靠后天。不管你先天禀赋多足，如果后天不加以调摄的话，也不可能达到养生、长生的目的。前面这一段描写的黄帝的先天条件多好，不是一般人。

正文：乃问于天师曰：余闻上古之人，春秋皆度百岁，而动作不衰。今时之人，年半百而动作皆衰者，时世异耶？人将失之耶？

"乃问于天师曰"，因为他登上了天子之位，要教化大众，就请教他的老师岐伯。他说，我听说上古的人，就是从远古时代到三代的时候，都是春秋皆度百岁。现在科学家也已经研究出来了，说人的正常寿命应该达到120岁左右，但是为什么都没活到呢？是由于后天调适不当，没注重养生。"春秋皆度百岁，而动作不衰"，就是说百岁了还像年轻人一样，动作不衰。"今时之人，年半百而动作皆衰者"，年半百是50岁，才到50岁，动作就衰了，筋骨就不行了。你看虽然是2500年前的文章，但是现在的人也有这样的问题。"时世异耶？人将失之耶？"说白了，这句话是说：是环境变化了？还是人的原因？

正文：上古之人，其知道者，法于阴阳，和于术数，食饮有节，起居有常，不妄作劳，故能形与神俱，而尽终其天年，度百岁乃去，今时之人不然也，以酒为浆，以妄为常，醉以入房，以欲竭其精，以耗散其真，不知持满，不时御神，务快其心，逆于生乐，起居无节，故半百而衰也。

"上古之人，其知道者"就是了解道的规律、自然规律的人。"法于阴阳，和于术数"，学中医，我为什么给大家讲五运六气，为什么讲二十四节气，都是要顺应自然界阴阳的变化。我们讲整体观，整体观其中第一点就是人和自然是一个整体，人不可能脱离自然而存在，顺天者昌，逆天者亡，所以你要法于自然界的阴阳变化，和于术数。

"食饮有节"，节，一个是节制，一个是节律。节制就是吃饭不要吃十分饱，吃个七八分饱就好了。再一个是有节律，你不能今天中午12点吃，明天下午3点吃，每天的规律是一样的，不能破坏规律。

"起居有常"，大部分都体现在《四气调神大论》里，就是春夏秋冬每个季节，你应该什么时间睡，什么时间起。古代没有那么多文艺活动，大部分人都是日出而作，日落而息。春夏秋冬，日出和日落的时间是不一样的，这叫顺应阴阳，起居有常。

"不妄作劳"，就是不要让自己的身体过于劳累。"故能形与神俱"，这句应该仔细体会，是谁配合谁？形配合神，以神御形。我们现在不是了，现在都是以形坏神。这个东西太好吃了，我要多吃点。这个电子游戏、这个手机太好了，我得多玩儿一会儿。在你形体上这样做的时候，你的神已经散了，完全是满足你形体的生理欲望，而让心神驰越，所以形不与神俱了。你形体是要配合神的，不是用你的神去配合形体。

"而尽终其天年"，你能做到这些，法于阴阳、和于术数、食饮有节、起居有常、不妄作劳，就能尽终天年，天年就是自然死亡，人的"五福"里面就有一个叫"善终"。"度百岁乃去"就是你达到自然死亡的年龄才死去。

"今时之人不然"，我刚才说了，虽然说的是两千多年前的人，其实和现代人是一模一样的，现代人是什么样的？"以酒为浆"，把酒当饮料。我刚毕业的时候，在单位，年轻人都喜欢交朋友，喜欢应酬，喝啤酒一买就是一箱，就像喝水一样。古人说酒为穿肠毒药，因为酒性是燥烈的，它会让你生发过度，也伤你的肾精。

"以妄为常"，这其实和《道德经》上说的是一样的，《道德经》说："知常曰明，不知常，妄作，凶"。《易经》里有一卦叫无妄之灾，有无妄卦，就是不知常的原因，学习这些东西以后，你就明白这里讲的不仅是疾病，你不合于道以后，一些痛苦、一些灾难同样会发生。

"以妄为常，醉以入房"，本身酒就耗伤肾精，酒醉了以后再进行房事，更伤肾精。"以欲竭其精"，以欲望来消耗尽他的肾精能量。人的肾精是怎么耗伤的？我们说神动则精摇。以前你当农民，干一天活没事，喝个鸡汤，再睡一觉，第二天感觉身体恢复了。你要是神耗伤很厉害，伤肾精，就是以欲望耗伤肾精。"以耗散其真"，这句话就和我们的题目对应起来了，耗散其真就是耗散肾精。

"不知持满"，一个杯子如果里面的水是满的，你还能倒进水吗？倒不进去。你这个杯子不是持满的，是空的，那邪气就进去了，也就是说你正气是满的，能量是满的，什么邪气也进不去。"不时御神"，这个"时"，就是不善于的意思，不时御神，就是不善于驾驭自己的神气。

"务快其心"，这有点意思，给大家解释一下。有些人喜欢提出很多刁钻的问题，那我喝酒也高兴呀，我打游戏也高兴呀，我心里快乐。大家想想怎么解释这个问题？

现在有一个词，追求的叫什么？恒快乐。你能达到恒快乐吗？你能永远都是快乐的吗？你要是修成佛了，你永远都是快乐的，没有痛苦的时候。"务快其心"是什么？你短暂快乐，就像打了兴奋剂一样。比如喝完酒以后，当天晚上会晕晕乎乎，怪高兴的。我们都有这种体会。我年轻时候喝酒很多，第二天会后悔，昨天真不该去喝，说了很多醉话，得罪很多人，不知道伤人没伤人，自己还很失态。我感觉我当时喝酒的时候，喝完头天脑子很高兴，晕晕乎乎的，第二天就开始检讨后悔。所以，快乐要追求恒快乐。

"逆于生乐"，就是与正常的起居与养生是相违背的。"起居无节"，就是说没有节律。今天熬夜了，两三点钟睡，一听说熬夜不好，明天就九点钟睡，后天一想，我睡不着，睡那么早有什么意思，还是三点睡吧，这叫起居无节，没有节律性，这种人很多。"故半百而衰也"，就是五六十岁的人都像老头老太太一样。

正文：夫上古圣人之教下也，皆谓之虚邪贼风，避之有时，恬淡虚无，真气从之，精神内守，病安从来。

"夫上古圣人之教下也"，就是远古时候，圣人怎么说？"皆谓之虚邪贼风"，都解释过，再说一遍。虚邪，就是因虚而受邪，就是上一句"不知持满"，杯子里的水如果是满的，就受不了邪，因为正气存内，如果杯子是空的，那邪气就进来了。我们中医治感冒也是这样，它不像西医，查什么病菌，用针对这种病菌的药，把这个病菌杀死。中医不是这样，中医说因虚受邪，我们就给你把这一块儿虚的补上，以后这个邪气一看待不住了，就走了。

"虚邪贼风，避之有时"，贼风，一个是不时之风，本应该是东风的，他来个西风。再一个，贼就是趁你不注意，偷偷摸摸从背后侵犯你。我们中医是很重视风的，认为避风如避箭。现在的人天天吹着电扇，吹着空调，觉得没事，但古人很重视避风，因为古人认为，只要外来的病都是"疾"（矢），都是箭，所以风就像箭。

"恬淡虚无，真气从之，精神内守，病安从来"，这句话都得时刻记在脑子里，我在第一篇能量篇就讲了这句话。"恬淡虚无，真气从之"话讲的是相火以位。"精神内守，病安从来"讲的是君火以明，讲心肾相交。你没学中医的时候，可以讲减少欲望就行。咱们学完了，你就不要这么理解了，你得解释专业一点，讲的是君明相位。你学完中医以后再看这篇文章就不一样了，所以经典要反复看，你每年学的都不一样，你理解的都不一样，每个年龄阶段，每个学习的层次结构看都不一样，收获也不一样。

正文：是以志闲而少欲，心安而不惧，形劳而不倦，气从以顺，各从其欲，皆得所愿。

"是以志闲而少欲"，与弱其志的道理是一样的，弱其志强其骨。"心安而不惧"，这个问题又来了，为什么心安而不惧？怎么心安？说到心安，就想起一个故事，就是神光断臂求法的故事。达摩禅师面壁九年，收了一个徒弟叫神光。神光在雪地里跪了几天几夜不起，就想跟达摩学道。达摩就问他说，你来干什么？他说跟你学道。达摩问你有什么问题？他说我心不安。他们这些人都是有修行的人，神光已经修行不少年了，已经能讲法了，就是能口吐莲花了。达摩禅师说了一句话："将心来，吾与汝安"，就是把你的心拿来，我让你安心。就这一句话，神光马上开悟了，他就在想我的心在哪里呀，没有什么心，你心都没有，怎么安心呢？所以一下就开悟了。

古人的智慧真是了不得，古代，往往听一句话，开悟的人就非常多。六祖慧能也是，打柴回来，路过一个小酒馆，里边有人在读《金刚经》，就说一句话"应无所住，而生其心"，他就马上开悟。读经的人是谁？是五祖在那里讲法，慧能去拜访五祖，在那舂米舂了八个月，晚上五祖叫他进来，把衣钵传给他。

为了求道，这些人连生死都放下了，所以说朝闻道夕死可矣。达摩祖师跟神光说完"将心来，吾与汝安"以后，还是不肯教他，他说除非天降红雪，他要考神光的智慧和意志力，就是你到底是不是想真学法。神光想，什么时候能下红雪，都是白雪呀，于是就掏出刀把自己的一条胳膊砍掉了，血流得遍地都是，他捧了一堆雪跟达摩祖师说，我的师傅，你看这是"红血"。你看这坚定的意志，结果达摩祖师就收他当徒弟了。

"心安而不惧"就是你心无挂碍，才会不恐惧，心就安了。我们之所以心不安，就是因为各种挂碍太多了，想着要挣多少钱，要买什么样的房子，买什么样的车子。一个没有挂碍的人，你想他会心不安吗？他不会心不安的。

"形劳而不倦"，就是你不要过度劳累，也不要让自己感到疲倦。"气从以顺"，这样你身体的气就顺了。现在的很多病，不一定是生气造成的肝郁，你过劳、思虑都造成气郁结在那儿，就不通畅了，现在很多人都是气不通畅。

"各从其欲，皆得所愿"，这句话又来问题了，那我想喝酒行不行？我想吃肉行不行？这是我的欲望呀，可不可以？这句话有毛病吗？我想去打麻将，不去我就不高兴，我心里不痛快，没从我的欲嘛，没实现我的愿望嘛。怎么去理解这句话？难道说想干啥干啥？难道圣人说错了？

通过这句话，我们想起孔子的一句话"七十而从心所欲，不逾矩"。不能光看"七十而从心所欲"，就是我随心所欲了，我想干嘛干嘛，关键是后边这句话——"不逾矩"。通过几十年的学习，他的行为规范、一言一行都合于道了，可不是我想喝酒就去喝酒，我想打麻将就去打麻将。你让孔子去喝酒、去打麻将，人家不去，因为这不合于道。他从心所欲想干的事情都是符合道的，都是利人的事情。孔子一生的愿望是什么？"志于道，据于德，依于仁，游于艺"。其实孔子是传道的，骑马射箭他教，弹琴书法他教，但你不要看孔子也弹琴，也娱乐，他是干什么的？传道的，表面是教学，实际是传道，一辈子志于道，据于德，依于仁，游于艺。他是这样的，可不是随心所欲，想干什么就干什么。

正文: 故美其食,任其服,乐其俗,高下不相慕,其民故曰朴。

"美其食"就是你吃什么都好吃,说白了这就是没有分别心了。"任其服"就是穿什么服装,都感觉很好。"乐其俗",因为你毕竟还要在世俗中生活,各种风俗习惯,都能接受,不排斥,也就是说已经没有分别心了。

"高下不相慕,其民故曰朴",我们老说返璞归真,"归真"是什么意思? 真,其实就是一,先天,先天真精。这样才能长生不老,才能长寿,并不是让你去吃营养品。《黄帝内经》没让你吃什么保健品,没说让你穿什么,没说让你住别墅、住豪宅。越是本源的东西越淳朴,它会让你更长寿。

正文: 是以嗜欲不能劳其目,淫邪不能惑其心,愚智贤不肖不惧于物,故合于道。

"嗜欲",就是各种欲望,比如玩电子游戏或刷手机,我不去干那个事情,就能不劳其目,不让眼睛疲劳。就像《道德经》上讲的"五色令人目盲",圣人在几千年前就看到这种状况了。

"淫邪不能惑其心",就是各种各样过分的欲望都不能让心里混乱。学中医要知道这个"淫"字,现在来讲,大部分都是讲色情。其实,"淫"的本意是过度。比如我们说六气,风寒暑湿燥火,正常的叫六气;六气过,都叫六淫,叫六淫邪气。正常的风它不伤人，但是风邪过了，就叫风淫，风淫之邪。正常湿气对人也没有害处，但是过度就叫湿淫。

最后是总结，"愚智贤不肖不惧于物"，就是不管是聪明的、笨的，都不要以物转心，其实人要慢慢达到的是用心转物，就是你不能被外界环境的变化所干扰。最后一句话点主题，"故合于道"，所以你只要合于道，就不会生病了。

正文：所以能年皆度百岁而动作不衰者，以其德全不危也。

这句又点主题了，上句是说"道"，这里是说"德"，怎么叫"德全"呢？现在很多人起名字叫"德全"，这意义都很好。道生一，一生二，二生三，三生万物，只要是让你的行为慢慢地向道靠拢的，都是道之德。

我们在讲阴阳这个层次，在二元对立这个层次，它要有生长化收藏，这时候的德，就是仁义礼智信。到了"一"这个层次，我们说"松下问童子，言师采药去"，就是"一"的层次了，这时候就没有分别了，没有执着妄想了，小孩哪有分别心，他很率真，饿了他就吃，痛了他就哭，高兴他就笑，根本没有妄想执着，没有分别心。只要是往道上去发展的，都是道之德。

"以其德全不危也"，这个"危"，不光是指生病不生病，还指你所有的困苦灾难。你生病了、遇到困难了，要看是哪个地方做得不好，不合于道了。

第29课

上古天真论（下）

正文：帝曰：人年老而无子者，材力尽邪？将天数然也？

黄帝又问了，人老到一定程度不能生孩子了，到底是身体的原因，还是自然天数的原因？岐伯给他解释，岐伯把男子和女子的生理变化周期说得很清楚，这一段大家应该好好看一看。

正文：岐伯曰：女子七岁，肾气盛，齿更发长。

第一就是女子以七为基数，男子以八为基数，是什么道理呢？这跟我们讲的《易经》后天八卦有点关系，还记得兑卦和艮卦对应的数是几吗？

兑卦对应七，艮卦对应八，七和八，是少阴少阳之数，男子女子生长发育靠少阴少阳，女子以七为基数，代表少阴，男子以八为基数，代表少阳（图4-12）。

"女子七岁，肾气盛"，我们前面反复说，七八岁之前的小孩叫童子，从道家讲，他先天的肾精没破，还保持先天肾

巽	离	坤
震		兑 少阴7
艮 少阳8	坎	乾

图4-12 兑卦、艮卦示意图

精。到七八岁以后，就开始启用先天肾精了，肾气开始发育了。所以说，女子七岁肾气盛，是因为她借助先天的肾气开始发育了。

"齿更发长"，小孩七八岁之前，是没有性别意识的，小男孩和小女孩在一起玩，叫青梅竹马、两小无猜，到七岁以后就不行了，开始齿更发长这些明显变化，就是牙齿开始换了，"黄毛丫头"开始换黑发了。

正文：二七而天癸至，任脉通，太冲脉盛，月事以时下，故有子。

二七十四岁，"天癸至"，天癸是一种具有生殖能力的物质。"任脉通"，我们前面讲过这个脉。"太冲脉盛"，太冲脉是主管人的气血的，太冲脉盛就是气血很涌盛了，"月事以时下"，月事就是月经，就是这时候月经来了。"故有子"，这时候能够生育了，有生育能力了。女子在十四岁就有生育能力了，古代人结婚比较早，小女孩十四五岁就结婚了。

正文：三七，肾气平均，故真牙生而长极。

这个也有点意思，"肾气平均"是什么意思？肾是作强之官，要把能量输到五脏当中去，到三七二十一岁的时候，肾气平均就是肾气能够把它的能量平均地分配到五脏当中去。这时肾气是最充盛的，到五脏当中以后还有余，有点像水满了要溢出来一样，所以说"故真牙生而长极"。最关键是这个"真牙"，真牙是什么？是智齿。只要智齿长出来，这个人的发育就到顶点了。为什么？因为齿为骨之余，就是肾气充实到一定程度，有余溢出来了，才能长出智齿，所以智齿一长出来，就证明肾气发育到顶点了。"长极"就是不可能再长了，比如很多家长关心小孩个子还能长吗，十几岁个子还很矮，不要紧，《黄帝内经》给答案了，女子到三七二十一岁就不长了，这时候肾气有余的，可以长出真牙来。智齿长得太早不是特别好，是发育太提前了。

正文：四七，筋骨坚，发长极，身体盛壮。

到四七二十八岁的时候，筋骨坚，发长极，因为"发为血之余"，也就是气血到了最充盛阶段了。"发长极"就是头发长到极点了。"身体盛壮"，也就是21～28岁是女性一生当中身体的顶峰。

正文：五七，阳明脉衰，面始焦，发始堕。

女人是属阴的，以阳气为本，那阳明脉是什么？是手阳明大肠经和足阳明胃经。从这句话能读出什么意义呢？女同志都喜欢花钱去做美容，"阳明脉衰"，也就是说，衰的是胃和大肠，要想衰老慢，就要让胃和大肠保持通畅，让胃和大肠别衰。怎么让它不变衰？很重要的一点就是少吃，别增加它的负担，让你的胃、大肠保持通畅，减轻它的负担，比什么都好，衰老就慢。

"面始焦"是脸上开始出现皱纹了，"发始堕"是开始掉头发了。

正文：六七，三阳脉衰于上，面皆焦，发始白。

六七四十二岁，这时脸上的皱纹就多了，整个面部都有皱纹了，开始出现白头发了。所以到42岁出现白头发，别找医生看，那是正常生理现象。

正文：七七，任脉虚，太冲脉衰少，天癸竭，地道不通，故形坏而无子也。

七七四十九岁，就像西医说的到更年期了。"太冲脉衰少"就是气血衰少，太冲脉是管气血的，我们说气血之海是太冲脉。"天癸竭"就是生殖能力不具备了，也就相当于西医说的性激素很低了。"地道不通，故形坏而无子也"，到了更年期就不能生育了。

这是女子的情况，这一段女同志好好看看，这是对女子一生生理周期的描述。

下面看男子。

正文：丈夫八岁，肾气实，发长齿更。

"丈夫八岁"，我们刚才已经说了，女人以七为基数，男人以八为基数，是取少阴少阳之意，"肾气实，发长齿更"，和女子是一样的。

正文：二八，肾气盛，天癸至，精气溢泻，阴阳和，故能有子。

二八十六岁，"天癸至"在这里就不是指月经来潮了，是指具有生殖能力的一种东西。"精气溢泻"，就是16岁以后，精满自溢，男子就会有遗精现象。"阴阳和，故能有子"，这时候如果结婚的话，也能生孩子。

正文：三八，肾气平均，筋骨劲强，故真牙生而长极。
正文：四八，筋骨隆盛，肌肉满壮。

和前面讲的是一样，此时肾气是最充盛的，齿为骨之余，真牙长出来了，筋骨肌肉也是最强壮的时候。

正文：五八，肾气衰，发堕齿槁。

女子是属阴的，以阳气为本；男子是属阳的，以阴气为本。这时候，肾气先衰，所以男子衰老，是以肾气先衰，五八四十岁就掉头发，牙齿也开始脱落了，这是肾上的表现。肾是"其华在发"的，所以男子肾虚的，先掉头发。

正文：六八，阳气衰竭于上，面焦，发鬓颁白。

这个也需要解释一下，阳气开始衰了，为什么衰老先头发白？正常的头发白应该从哪里白？正常的人衰老，头发应该从两鬓开始白，现在人从头顶开始白的多，头顶属于阳明经，两鬓是少阳经经过的地方。我们人体衰老，先从少阳相火衰，然后是君火衰。少阳相火衰了，就体现在两鬓，我们形容一个人老了就说两鬓斑白，都是有中医道理在里面的。

正文：七八，肝气衰，筋不能动。

我们说人体是以生机为本，衰老就首先体现在肝上。到七八五十六岁，"筋不能动"，就是老年人说的腿脚不灵活。

正文：八八，天癸竭，精少，肾脏衰，形体皆极，则齿发去。

男子八八六十四岁，女子七七四十九，男性这种生理周期比女性要长一些。这个周期并不是影响寿命的，像女性，更年期不来月经了，也可以活到100岁，只是说她不具备生殖能力了。

正文：**肾者主水，受五脏六腑之精而藏之，故五脏盛乃能泻。今五脏皆衰，筋骨解堕，天癸尽矣，故发鬓白，身体重，行步不正，而无子耳。**

这就是把上面的又重新进行了一下解释。

正文：**帝曰：有其年已老而有子者何也？**

岐伯曰：此其天寿过度，气脉常通，而肾气有余也。此虽有子，男子不过尽八八，女子不过尽七七，而天地之精气皆竭矣。

也有特殊情况，上面讲的是一般情况，黄帝问有没有特殊情况？特殊情况还是有的，我们经常在新闻上看到，有女的到五六十岁还能生育的，我们枣庄有一个60岁的老太太，她本身是妇保院的护士，退休了以后又怀孕了，本来就有一男一女，大儿子已经40多岁，女儿也快40了，后来生了一个女儿。

"此其天寿过度"，就是禀赋特异，也就是说人家肾阴太充足了，这个禀赋是特别重要的。了解自己是非常重要的，知道自己那个小"煤气罐"里还有多少剩余能量，但是有很多人不知道。你有多大能量，做多大事，心里要有个数。比如有的人肾精过于充足，几天几夜不睡觉，人家照样没事，我们普通人熬个三天五夜，就像得一场大病一样。

"气脉常通，而肾气有余也"，就是说肾气有余，肾精充足。

"此虽有子，男不过尽八八，女不过尽七七，而天地之精气皆竭矣"，就是说这只是特殊情况，一般情况，生育年龄男子不超过八八六十四岁，女子不超过七七四十九岁。岐伯把一般情况和特殊情况都说了，说得很全面。

正文：帝曰：夫道者年皆百数，能有子乎？

岐伯曰：夫道者能却老而全形，身年虽寿，能生子也。

"夫道者"就是合于道的人，文章的开头有对应，黄帝是"生而神明"，但是在后天也必须是合于道的。"合于道"，就是很注意养生，就能确保全形。"却老而全形，身年虽寿，能生子也"，这句话记下来，只要养生好了，年纪大也能生孩子的，这句话就强调了养生的重要性。

正文：黄帝曰：余闻上古有真人者，提挈天地，把握阴阳，呼吸精气，独立守神，肌肉若一，故能寿敝天地，无有终时，此其道生。

"上古有真人者"，黄帝把人分为四种，第一种人是真人，古代时候谁称为真人？张仲景不是真人，张仲景才活不到70岁。孙思邈是孙真人，活了100多岁。上古有真人者，就是像孙思邈这样的人。

"提挈天地，把握阴阳"，就是能够和合于道，和天地阴阳变化同步。"呼吸精气，独立守神"，这都好理解，关键是"肌肉若一"，其实这个也很好理解，"一"就是童子，就是年龄虽大了，但他的气色、肌肉，像孩子一样。

"故能寿敝天地，无有终时，此其道生"，"寿敝天地"，敝就是遮盖，就是像天地一样，其实真能活那么长吗？理论上是能的，但是做不到，传说只有彭祖活了800多岁。但从理论上讲，你要是能做到"提挈天地，把握阴阳"，是能寿敝天地的。这是上古之人。

正文：中古之时，有至人者，淳德全道，和于阴阳，调于四时，去世离俗，积精全神，游行天地之间，视听八达之外，此盖益其寿命而强者也，亦归于真人。

"中古之时，有至人者"，第二层是至人，"淳德全道"，就是我们刚才说的德全而不危。"和于阴阳，调于四时，去世离俗"，就是跑到深山里修行去了，就像竹林七贤一样，你请我做官，我不做，再大的官我也不去耗神，到深山老林去当"阿罗汉"了。

"游行天地之间，视听八达之外"，这就是说耳聪目明，"此盖益其寿命而强者也，也归于真人"，就是至人和真人基本上是差不多的，这两种人和常人不一样，都去世离俗。现在也有这种人，据说终南山有好多隐士。这种人到底能活多大岁数，我们还真不好说，他们远离世俗，没有世俗的干扰。

正文：其次有圣人者，处天地之和，从八风之理，适嗜欲于世俗之间，无恚嗔之心，行不欲离于世，被服章，举不欲观于俗，外不劳形于事，内无思想之患，以恬愉为务，以自得为功，形体不敝，精神不散，亦可以百数。

"其次有圣人者"，第三种就是圣人，一说圣人，就想起孔圣人了，他离我们近一点。前两种人都在深山里面，我们不知道，孔圣人起码没离世俗，我们还听说过。"处天地之和"，就是和合的意思，别和外界对抗。"从八风之理"，我们刚讲完八风，避风如避箭。"适嗜欲于世俗之间"，既然在世俗之间，就有欲望，但是要适可而止，不贪恋于它。

"无恚嗔之心"，恚嗔就是生气，那孔子会不会生气发怒？孔子是不生气的，他的学生评价他"温良恭俭让"，什么都看透了，孔子是不会生气的，而且他是一个非常活泼、非常幽默、非常豁达的人，不是一个很呆板的人，不是像孔乙己那样的人。

"行不欲离于世"，圣人是起什么作用的？是要教化大众。孔子的愿望是"致于道，据于德，依于仁，游于艺"，他要教学生，要教六艺，所以他"行不欲离于世，被服章，举不欲观于俗"，就是世俗这些东西虽然去做，但是不能吸引到他，他只是按照天道、按照规律去做而已。

"以自得为功，形体不敝"，就是对自己的做法很满意，因为他干什么事都是合于道的，所以说"以自得为功，形体不敝，精神不散"，就是形体不坏死，不像我常说的，心神涣散、心神浮越的人，看着好像是很有精神，很有能量，其实从中医角度看，就像行尸走肉一样，没有能量。所以圣人是什么样的呢？表面上也是和世俗一样，但他形体不敝，是非常有能量的，圣人要在世间教化人，所以说"和光同尘"，他看上去就和普通人一样，普通得不能再普通了。他形体不敝的原因是什么？其实就是后面这句话"精神不散"，就是精神没有驰越，说白了就是不动心。孔子是不是这样？他已经"从心所欲，不逾矩"了。

我经常说一句话，我们都追求自由自在，细分起来，自由是什么？身自由；自在是什么？心自在。孔子的心已经非常自在了，所以他感觉心里充满了快乐，这是最重要的，心无挂碍。《心经》开始就说"观自在菩萨，行深般若波罗蜜多时，照见五蕴皆空，度一切苦厄"，心自在，就无挂碍了。我们现在人达到没有？你得相信你也可以是圣人，也可以是佛，这不是我说的，是佛陀说的。"何期自性，本自清净；何期自性，本不生灭；何期自性，本自具足；何期自性，本无动摇；何期自性，能生万法"，就是你的自性里面什么都包括了，自性是具足的。

正文：其次有贤人者，法则天地，象似日月，辨列星辰，逆从阴阳，分别四时，将从上古合同于道，亦可使益寿而有极时。

"其次有贤人"，最后一个是贤人，他也是法于阴阳，和于术数，按照四气调神，"将从上古"就是遵从上古，向上古时代的人学习，最后追求的目的也是"合同于道"，就是合于道。

《黄帝内经》虽然是中医书，但最终说的一句话是什么？合于道，和传统文化讲的一样，所以《黄帝内经》不只是医书，它是一本哲学书，你真是合于道了，不仅不生病，能量也大，不只没病，也没有灾，这才是圣人教化的目的。

《上古天真论》这篇文章就说完了，然后我谈谈对经典的看法。其实我讲经典都是我个人的认识，我对经典的看法是什么呢？

第一是"信"，我们年轻的时候不信。一看什么"生而神灵，弱而能言"，像神话一样，不相信。很多内容，觉得是不是写错了，或者是教化人的。你不信，你就看不出圣人在讲什么，想告诉我们什么，所以要抱着一种非常虔诚的、坚信的心态去看经典。为什么叫"经典"？为什么叫"经"？经就是随着时间推移，不可改变的。

第二要"咬文嚼字"，因为古代的经典，像《黄帝内经》，它最初是写在哪个地方的？竹简上的，"韦编三绝"就是说孔子勤奋学习的，把竹简都翻得脱落了，都看坏了，得有这种精神。在竹简上刻字不容易，每一个字都是非常斟酌的，没有废话，没有废字，每一个字都有意义，所以要咬文嚼字，一个字不理解，要去刨根求源，去看是怎么回事。

第三我认为就是要"不断重复"，你20岁时看经典和你40

岁时看经典，理解是不一样的，可以说每一年收获都不一样。我大学的时候经典是选修课，学习只为应付考试，哪懂什么意思。

我可以坦率告诉大家，20世纪80年代的大学生，一个县城没有几个，分到医院以后，人家觉得来个大学生，学医的，我们找他看吧，最后很惭愧，看一个看不好，看两个也不好。书上明明这么写的，照着用方却用不好，哪出了问题？几年以后才开始看经典，弄明白一些。看了那么多年经典，只能说有点心得，我把这个体会分享给大家，就是经典要不断重复看，不能说今年我看了，已经学完了，其实看十遍八遍也不算多，说实话，反复看，一年一遍，绝对是不一样的收获。

这三点是我读经典的体会，希望供你们去参考。

我们的中医基础班结束了，一是非常感谢大家这么有兴趣，这么认真来学习。第二就是有些同学说，你用的什么教材？很坦率地说，这个没什么教材，都是我自己学习的一点体会，仅供你们去参考，为你们的学习提供一种方便的法门，能有这一点收获，我就心满意足了。非常感谢大家能够相信我，来参加学习，谢谢大家！